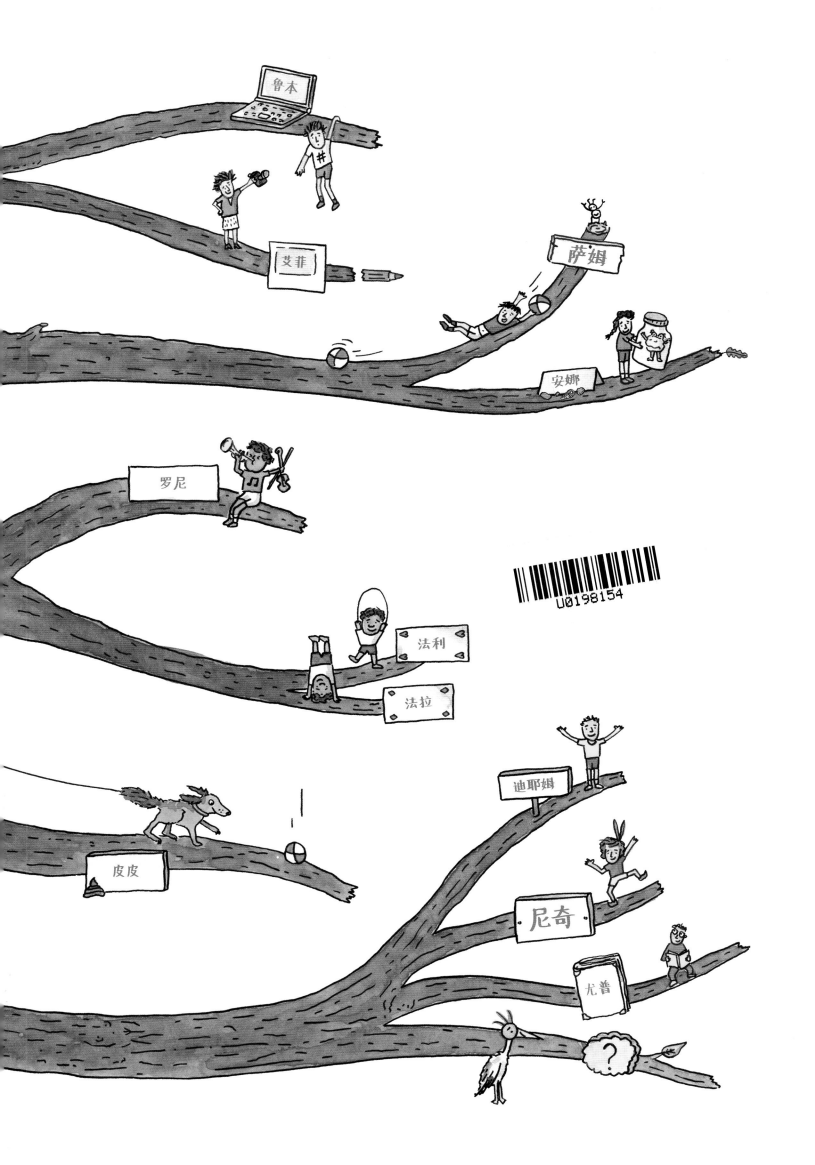

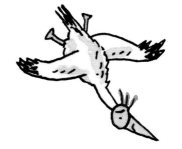

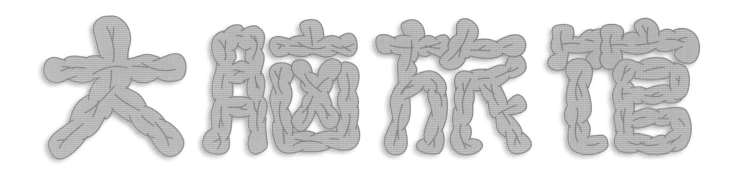

大脑旅馆

[荷] 玛利亚·巴赛勒　[荷] 安娜玛丽·范登布林克/著

[荷] 嘉尔科·范德波尔/绘　蒋佳惠/译

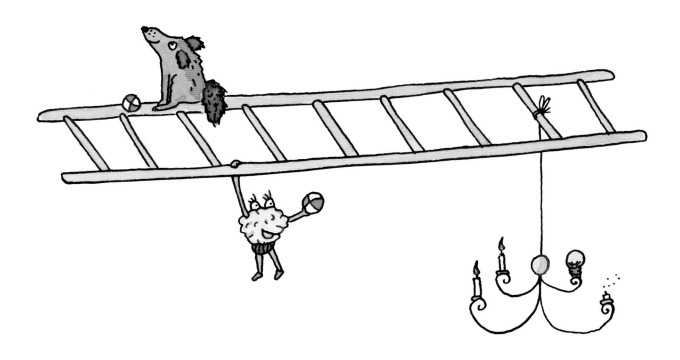

电子工业出版社·

Publishing House of Electronics Industry

北京·BEIJING

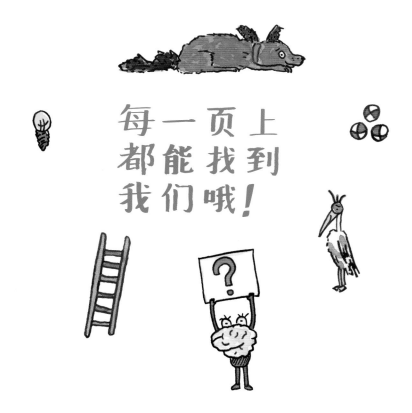

每一页上
都能找到
我们哦！

Nederlands
letterenfonds
dutch foundation
for literature

This publication has been made possible with financial support from the Dutch Foundation for Literature.
感谢荷兰文学基金会对本书的支持。

Het Hersenhotel © 2019 by Marja Baseler, Annemarie van den Brink and Tjarko van der Pol
Originally published by Uitgeverij Luitingh−Sijthoff B.V., Amsterdam

版权贸易合同登记号　图字：01-2020-4726

图书在版编目（CIP）数据

大脑旅馆／（荷）玛利亚·巴赛勒，（荷）安娜玛丽·范登布林克著；（荷）嘉尔科·范德波尔绘；蒋佳惠译.
北京：电子工业出版社，2021.1
ISBN 978−7−121−39845−2

Ⅰ.①大… Ⅱ.①玛…②安…③嘉…④蒋… Ⅲ.①脑科学—少儿读物 Ⅳ.①R338.2−49

中国版本图书馆CIP数据核字（2020）第208134号

责任编辑：张莉莉　文字编辑：吕姝琪
印　　刷：北京利丰雅高长城印刷有限公司
装　　订：北京利丰雅高长城印刷有限公司
出版发行：电子工业出版社
　　　　　北京市海淀区万寿路173信箱　邮编：100036
开　　本：787×1092　1/8　印张：6　字数：134.33千字
版　　次：2021年1月第1版
印　　次：2023年3月第4次印刷
定　　价：88.00元

凡所购买电子工业出版社图书有缺损问题，请向购买书店调换。若书店售缺，请与本社发行部联系，联系及邮购电话：（010）88254888，88258888。
质量投诉请发邮件至zlts@phei.com.cn，盗版侵权举报请发邮件至dbqq@phei.com.cn。
本书咨询联系方式：（010）88254161转1835，zhanglili@phei.com.cn。

目 录

测一测你的才能！

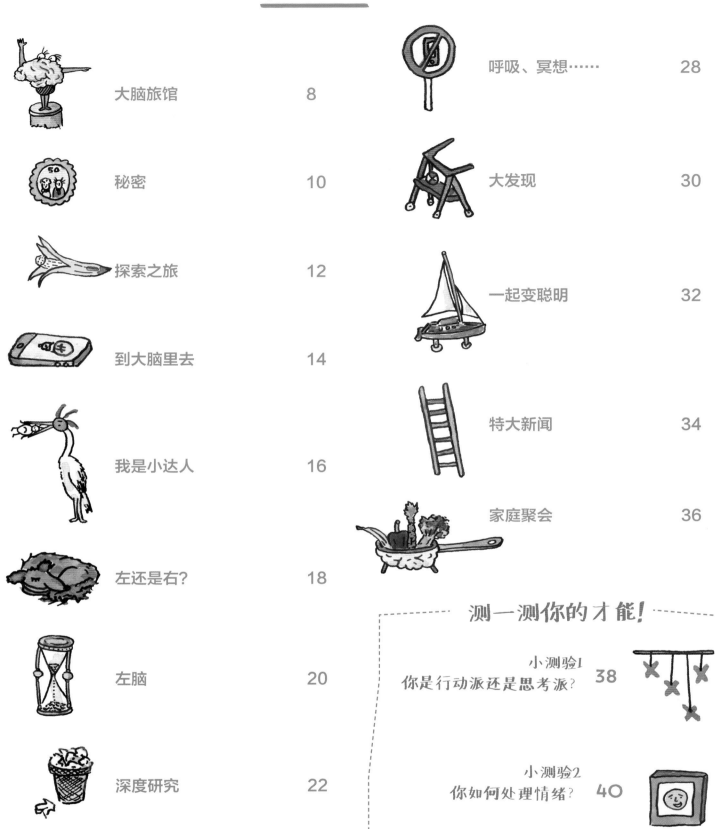

大脑旅馆

大脑旅馆坐落在离大海和沙丘不远的地方。这个周末，斯坦一家要在这里相聚，他们会举办一场派对，因为今天是外公和外婆结婚50周年的纪念日。尼奇坐在汽车里，挨着她的是她最亲爱的表弟萨姆。她一边指着窗外，一边说：**"你看，那座旅馆的样子真搞笑！"**

汽车在旅馆大门口停了下来，尼奇大声地喊道："比比谁先冲到外面！"

看到儿孙们纷纷从车上下来，外婆说道："你们终于到啦！你好，尼奇。嗨，萨姆。哈喽，安娜……"

外公心不在焉地笑了笑。好多名字啊！他已经记不住这么多名字了。"说说看吧，你们来这儿做什么？"他问。

超级管家

你的大脑负责管理身体里的所有事情，它是你身体里唯一的管理中心。要是没有了大脑，你就没法思考，没法做梦，也没法说话了。有了它，你才能呼吸，心脏才会跳动，你才记得住东西。此时此刻也不例外，就在你阅读这段文字的时候，你的大脑正在努力地为你工作，你才能明白文章写的是什么。你的大脑可真聪明啊！

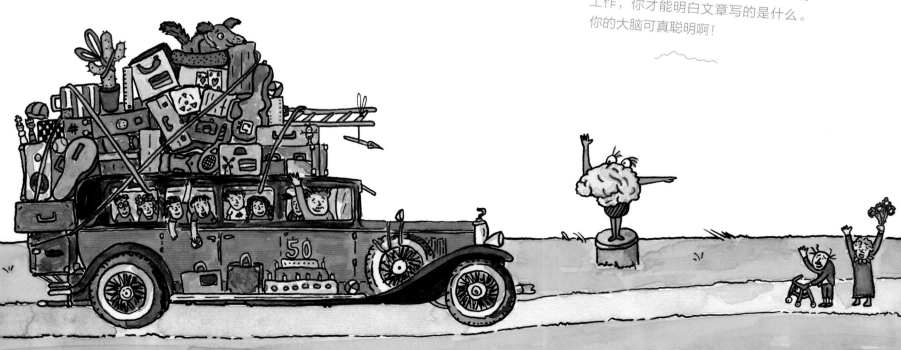

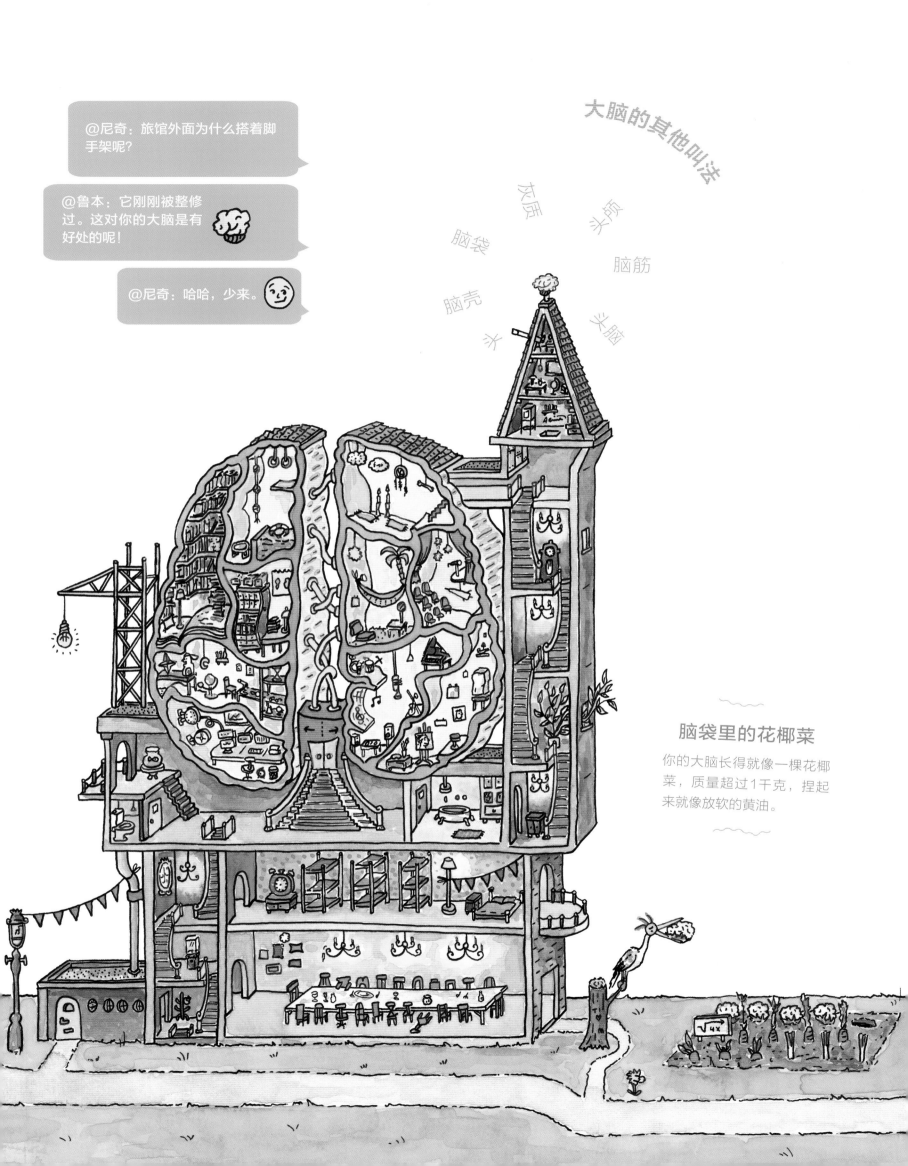

秘密

　　"欢迎大家！"博尔特舅舅说道，"很高兴见到你们。能成为斯坦家族的一员真是太好了。过不了多久，我们家还要添一个小斯坦呢！"他笑容满面地看着尼奇妈妈的大肚子。

　　尼奇打了个呵欠，真希望博尔特舅舅的话能快点儿说完，她已经等不及要和萨姆一起去参观旅馆了。

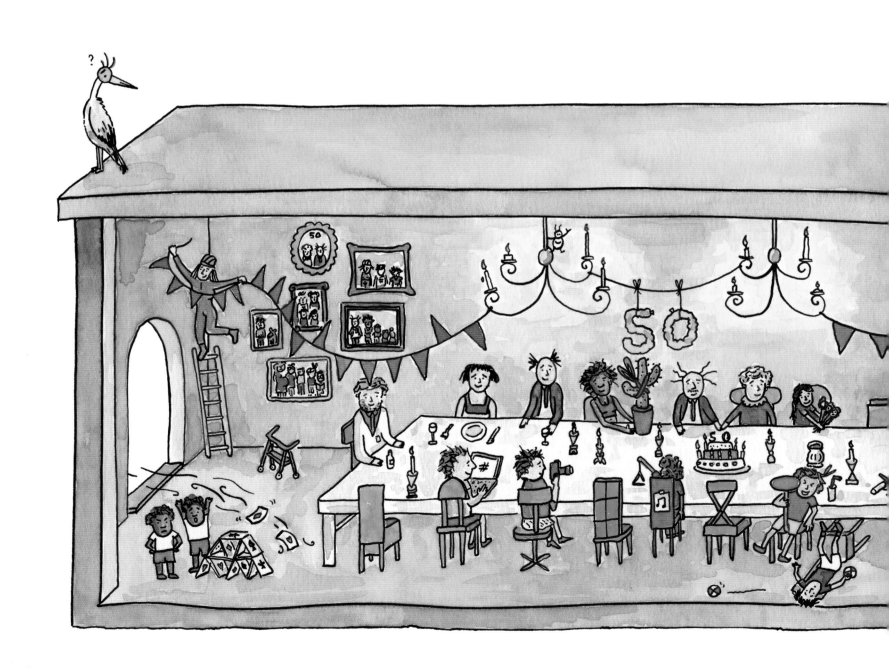

"能和这对才华出众的老两口成为一家人，实在是太棒啦！"博尔特舅舅继续说。

"外公、外婆，"艾菲说道，"你们是怎么做到一起生活50年的？你们的秘诀是什么？"

博尔特舅舅咧着嘴笑起来说：**"好极了。问得越多，懂得就越多。"**

外公一边看着艾菲，一边轻轻地推了推外婆。"她说的是什么秘诀？她……她……她是谁来着？她说的是斯坦家的秘密吗？"

哎呀呀！大脑萎缩了

旧的大脑运转得不如新的大脑那样快。有些老年人患上了阿尔茨海默病。得了这个病，他们就会变得健忘，思考和说话也会渐渐变得困难。有时候，他们还会突然做出一些出人意料的举动。

@尼奇：斯坦家的秘密？我好想知道是什么秘密啊！

@尤普：外公这是怎么了？

@迪耶姆：别怪他，他好像得了一种叫痴呆的病。

@鲁本：那不是痴呆，是阿尔茨海默病，也就是头脑变糊涂了。有些老年人会得这种病，以后他们的大脑会越来越不好使。

探索之旅

"真的有秘密吗？"尼奇问博尔特舅舅。

他点了点头说："真的有。不过，至于它到底是什么秘密，就要你们自己到大脑旅馆里去找了。"

"太好了！大脑旅馆探索之旅！"尼奇嚷嚷起来。

"只要细心留意，你就会发现到处都是线索。"博尔特舅舅说。

汉斯舅舅朝他的弟弟博尔特挤了挤眼睛说："那就让我们看看，这个家里谁的头脑最聪明。"

"有什么要特别注意的吗？"尼奇问。

"小心推理，大胆想象。"琳舅妈说。

"单单靠想是不够的，"玛雅姨妈说，"不光要想，还得要做。"

嗐，说了等于没说。尼奇一跃而起，说："走吧，萨姆。"

点点点……

脑细胞很小，简直微乎其微。你的大脑里大约有1000亿个脑细胞。光是这么一个小圆点上就有足足10万个脑细胞。

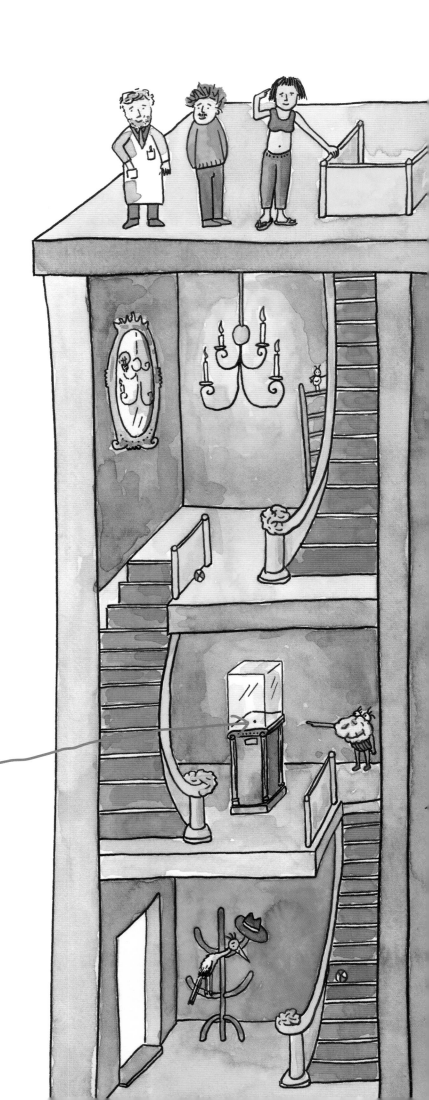

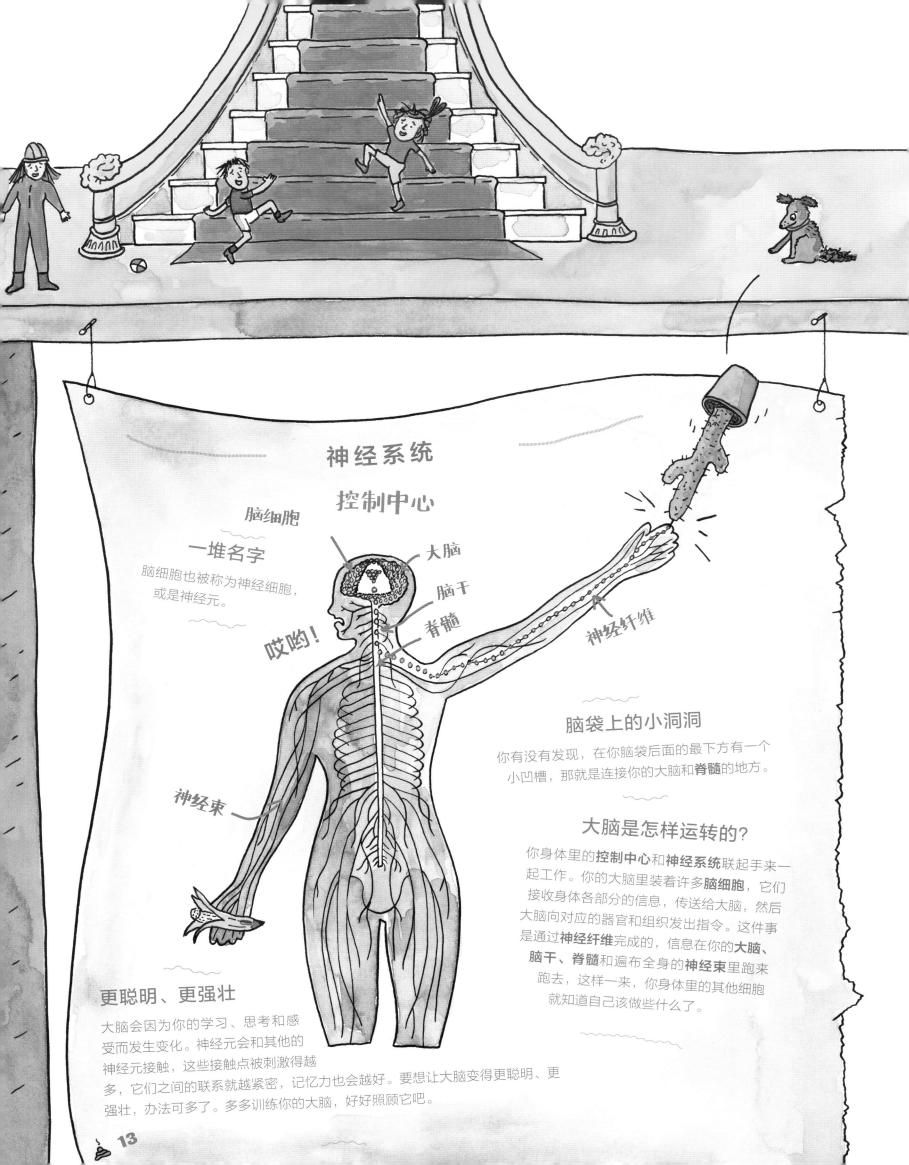

神经系统

控制中心

脑细胞

一堆名字

脑细胞也被称为神经细胞，或是神经元。

大脑

脑干

脊髓

哎哟！

神经纤维

神经束

脑袋上的小洞洞

你有没有发现，在你脑袋后面的最下方有一个小凹槽，那就是连接你的大脑和**脊髓**的地方。

大脑是怎样运转的？

你身体里的**控制中心**和**神经系统**联起手来一起工作。你的大脑里装着许多**脑细胞**，它们接收身体各部分的信息，传送给大脑，然后大脑向对应的器官和组织发出指令。这件事是通过**神经纤维**完成的，信息在你的**大脑、脑干、脊髓**和遍布全身的**神经束**里跑来跑去，这样一来，你身体里的其他细胞就知道自己该做些什么了。

更聪明、更强壮

大脑会因为你的学习、思考和感受而发生变化。神经元会和其他的神经元接触，这些接触点被刺激得越多，它们之间的联系就越紧密，记忆力也会越好。要想让大脑变得更聪明、更强壮，办法可多了。多多训练你的大脑，好好照顾它吧。

到大脑里去

尼奇和萨姆一起沿着楼梯往上跑。

尼奇等不及想要到大脑里去看个究竟。

"你怎么看新来的……"

"嘘，等会儿再说。" 萨姆一边压低声音说，一边把耳朵贴在门上。

"那些咝咝啦啦的声音是从哪儿来的？听上去就像在闹鬼！"

"是你的脑袋里闹鬼啦！" 尼奇说。她又对着手机说道："我们已经来到大脑跟前了。探索之旅现在开始！"

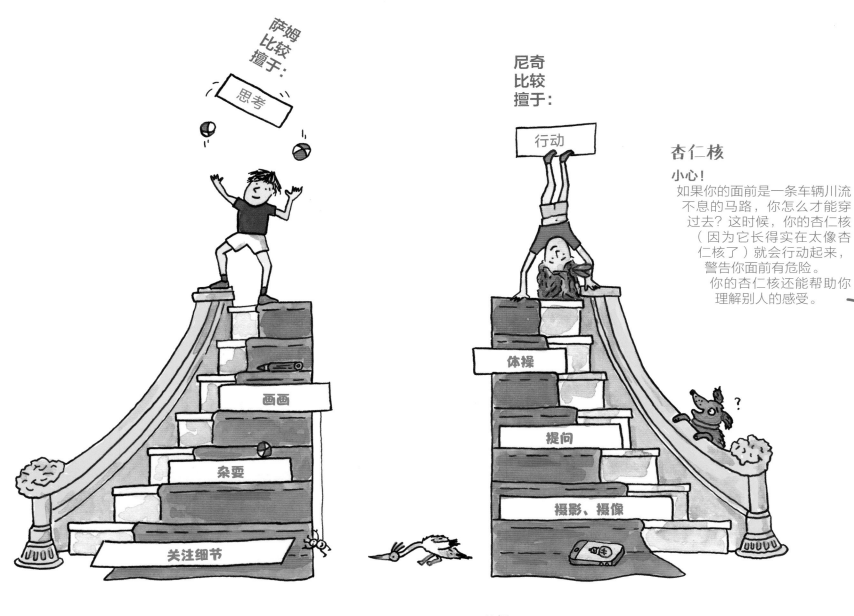

萨姆
比较
擅于：

思考

尼奇
比较
擅于：

行动

画画

杂耍

关注细节

体操

提问

摄影、摄像

杏仁核

小心！

如果你的面前是一条车辆川流不息的马路，你怎么才能穿过去？这时候，你的杏仁核（因为它长得实在太像杏仁核了）就会行动起来，警告你面前有危险。

你的杏仁核还能帮助你理解别人的感受。

————
！小测验！

你是和尼奇一样的行动派还是和萨姆一样的思考派？快翻到第38页去测一测。

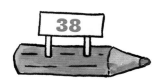

38

大脑
一 俯视图 一

左侧半球

右侧半球

你的大脑里有些什么？

你的大脑超级复杂，每一个部分都有自己的任务。

大脑
一 侧视图 一

大脑

运动

触觉和感知

幻想和情绪

语言表述

嗅觉

听觉

视觉

语言理解

小脑

脑干

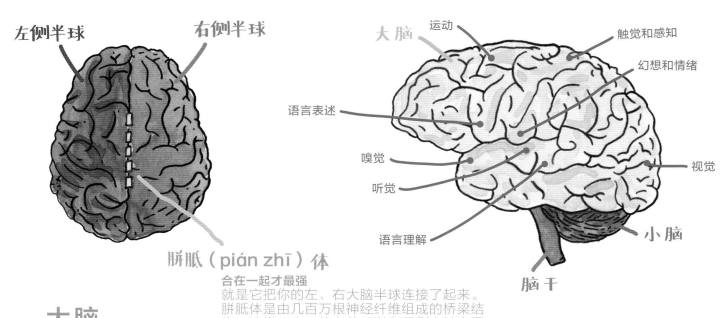

胼胝（pián zhī）体

合在一起才最强
就是它把你的左、右大脑半球连接了起来。胼胝体是由几百万根神经纤维组成的桥梁结构。这样一来，信息就可以在两侧大脑来回传递了。

大脑
一 内部结构图 一

前额叶皮质

先想想，再行动
大脑的这个部分对你的行为起到至关重要的作用。有了它，你就会在行动之前认真思考一下。

颅骨

咚咚咚
你头上那块硬邦邦的骨头就是你的颅骨，也叫头骨。它和一层薄薄的脑脊液一同保护着你的大脑。

下丘脑

吃吃睡睡
虽然它很小，可是你还真离不开它。如果你饿了或困了，它就会收到一个信号。于是，你就知道自己该吃饭或睡觉了。是不是很方便呢？

海马

记忆存储
你的大脑能够保存你听过或见过的东西，海马有很大的功劳。它就像一台微型计算机。

小脑

爬高高，不摔跤
别看它长得很小巧，它的作用可大着呢，它负责掌握你的平衡。要是没有了小脑，你就没法攀爬、走路和骑自行车了。

丘脑

哎呀！
这个小小的开关负责把你的耳朵和眼睛收集到的信息送到它们应该去的地方。要是你被扎了一下，疼痛信号也会通过它进入你的大脑。

脑干

吸气，呼气
这个地方负责你的心跳、呼吸和消化。换句话说，它负责所有自然发生的事情。

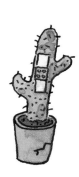

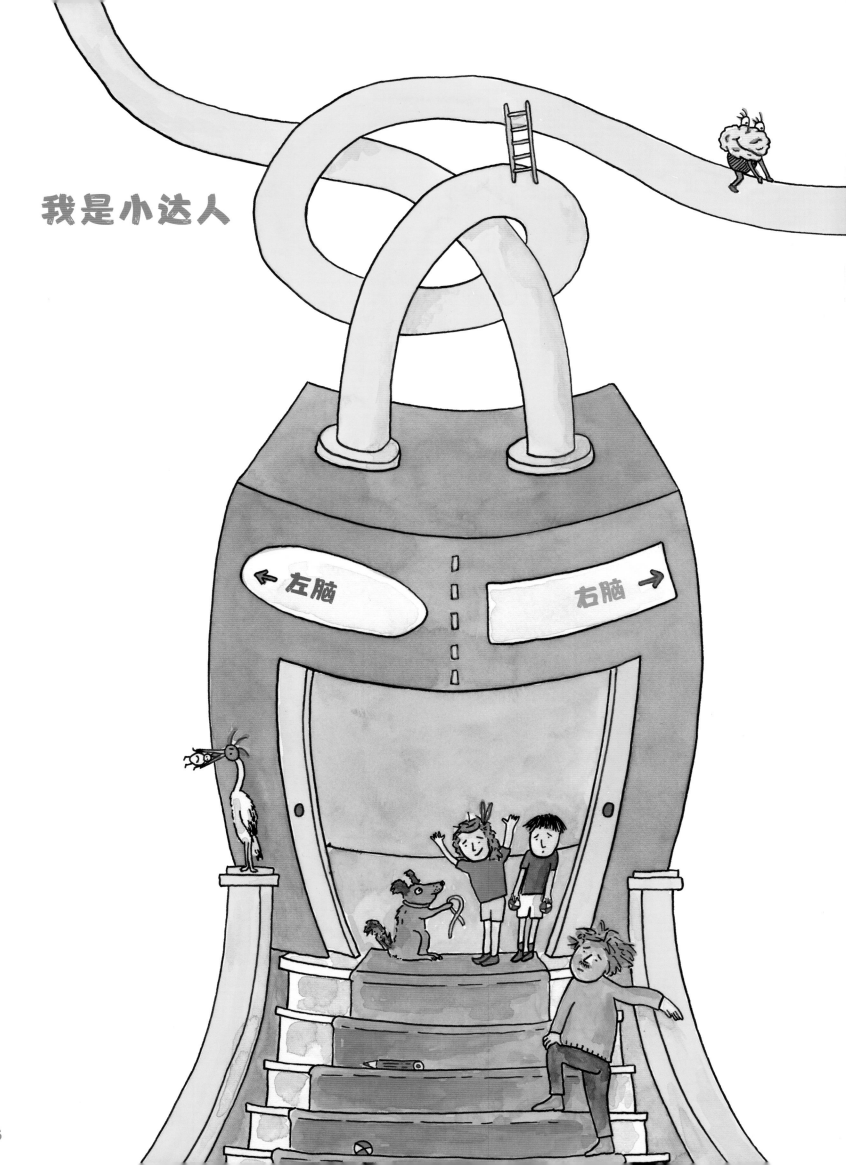

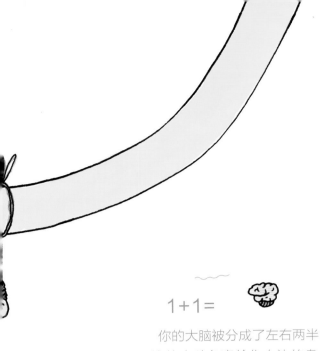

1+1=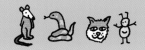

你的大脑被分成了左右两半。左边的大脑负责给你右边的身体下指令，而右边的大脑负责给你左边的身体下指令。彻底调了个过儿。至于为什么会这样，谁也不知道。

@尼奇：动物也有才艺吗？

@萨姆：有啊！看看皮皮就知道了。它是一个真正的侦探。

@罗尼：我有音乐方面的才艺。

@鲁本：那还用说，除了这个，你什么也不会干！

@尼奇：动物也会思考吗？

@迪耶姆：它们不会使用语言，但是能分辨　　气味，　　识别图像。　我猜的。

尼奇打开门，博尔特舅舅的小狗兴高采烈地向她蹦了过来。

"还好、还好，原来是皮皮！"萨姆松了一口气。

尼奇一拍手，说："好吧，我们从哪儿开始？"

皮皮嗅了嗅一根绳子。

"你看！"萨姆说，"看那根黄绳子！"

"这也是探索之旅的一部分吗？"尼奇问。

就在这个时候，博尔特舅舅来了。他刚刚爬完一段楼梯，上气不接下气地说："哎呀，原来我的小侦探在这里。"

皮皮向他跑去。

尼奇的脸上露出狡黠的笑容。"你有什么才艺呢？博尔特舅舅。"她问道。

"我没有什么特别的才艺，我只是特——别——特——别——好奇而已。"他说，"就跟你们一样。"

左还是右？

博尔特舅舅和尼奇、萨姆一起来到一条走廊里。

"哇！"萨姆一边看指示牌，一边大声地喊了起来，"控制室、实验室、图书馆。这是大脑里最聪明的地方吗？"

"这个问题真愚蠢，"尼奇说，"好好看看，这里还有梦想屋、画室、录音棚！这些地方才有意思呢！"

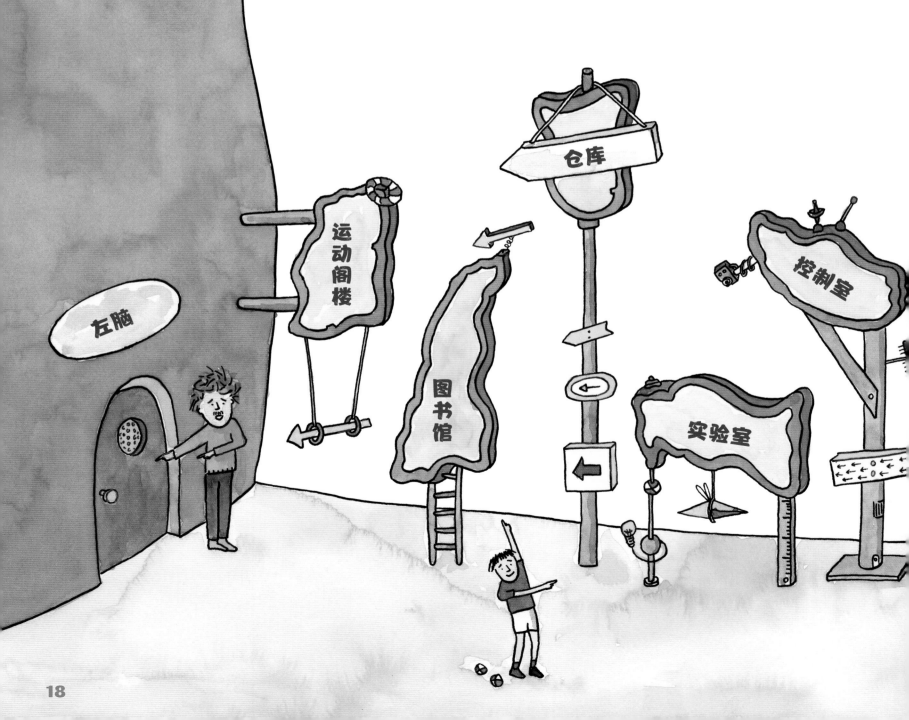

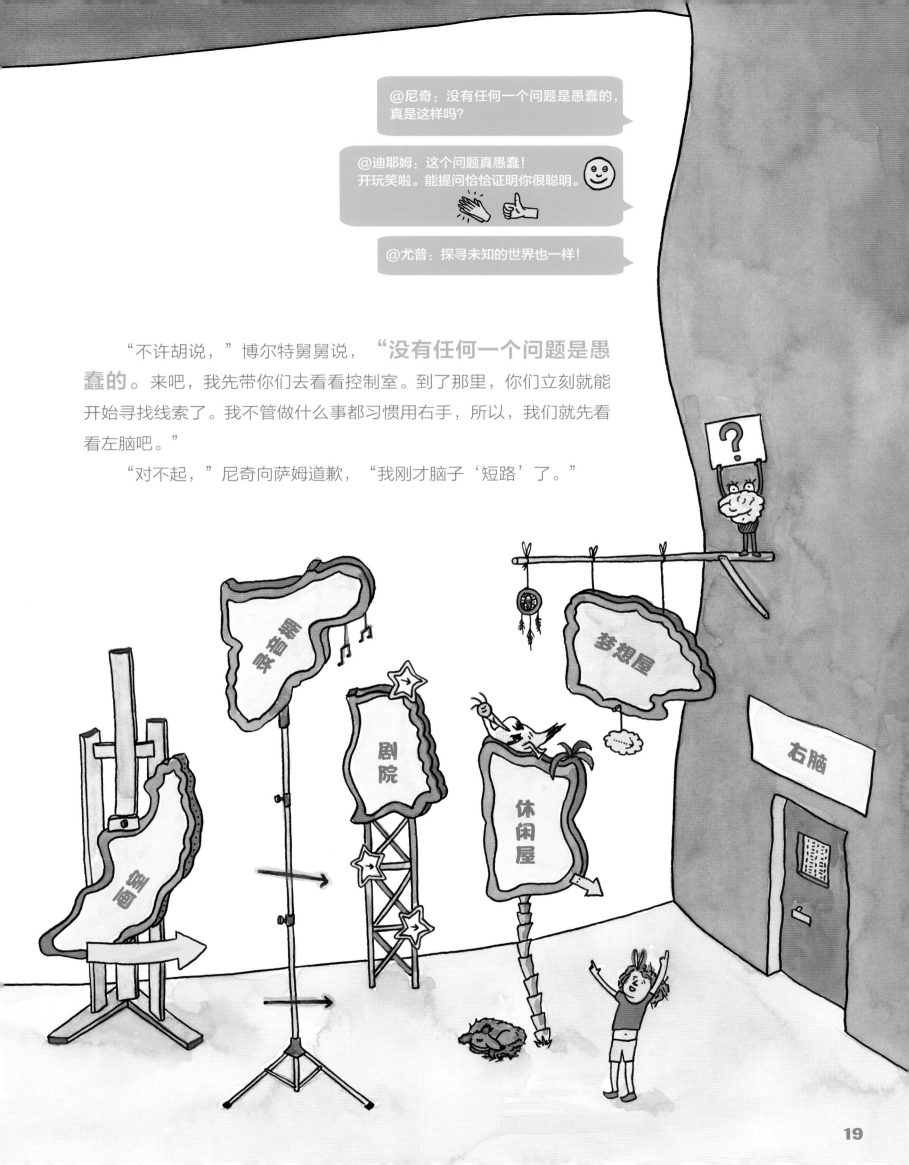

@尼奇：没有任何一个问题是愚蠢的，真是这样吗？

@迪耶姆：这个问题真愚蠢！开玩笑啦。能提问恰恰证明你很聪明。

@尤普：探寻未知的世界也一样！

"不许胡说，"博尔特舅舅说，"没有任何一个问题是愚蠢的。来吧，我先带你们去看看控制室。到了那里，你们立刻就能开始寻找线索了。我不管做什么事都习惯用右手，所以，我们就先看看左脑吧。"

"对不起，"尼奇向萨姆道歉，"我刚才脑子'短路'了。"

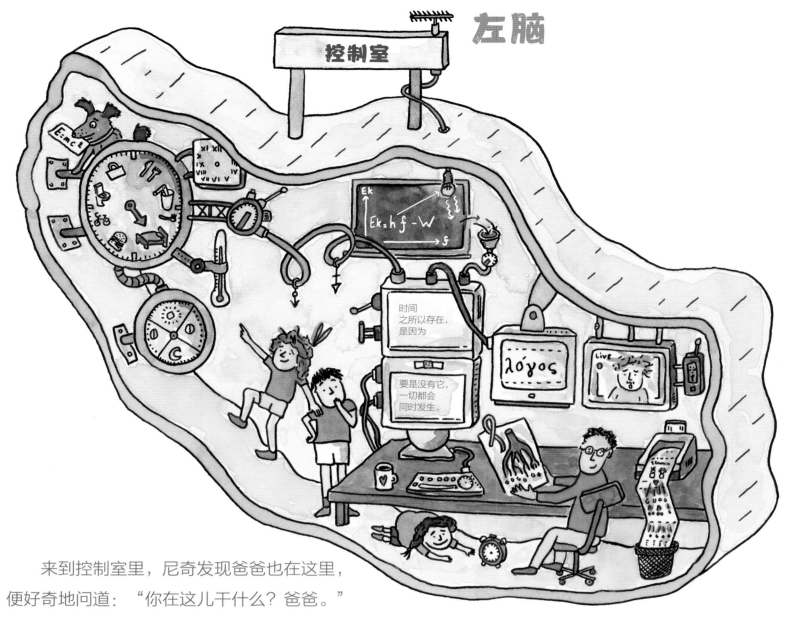

来到控制室里，尼奇发现爸爸也在这里，便好奇地问道："你在这儿干什么？爸爸。"

"我在查找一些关于我们家族的资料。"他嘟哝道。

他身后的打印机里窸窸窣窣地打印出一张张纸。尼奇想要看看那上面写了些什么。可是，爸爸立刻把纸从打印机里取了出来，指了指时钟说："到睡觉时间了。"

"为什么？"萨姆和尼奇异口同声地说道，他们还没探索够呢。

桌子底下传来了安娜的声音。

"时间？时间到底是个什么东西呢？"

"咳，"博尔特舅舅说，"这该怎么解释呢？"

尼奇的爸爸笑了起来："是啊，博尔特。**你要是没法向一个六岁的孩子解释明白，那就只能说明你自己也不懂。**"

萨姆和尼奇急急忙忙地朝着实验室走去，他们才不要这么早睡觉呢！

想要知道你不知道的

你的大脑确保你能不断发现、学习和记忆新的事物。你要做的最重要的事就是，无论什么时候，都不要停止提问，永远保持你旺盛的好奇心！

尼奇躲在墙角偷偷地观察实验室里的汉斯舅舅。"你是不是玩得很开心啊？汉斯舅舅。"

"玩？"汉斯舅舅说，"我在做研究呢！"

"你在研究什么呢？"尼奇问。

这时，萨姆看见地上有一个东西闪闪发亮。

"你看，尼奇，那儿有一个指南针。我们把它带上，说不定这就是线索，以后还能派上用场呢。"

左脑=逻辑

大脑的左侧半球对语言能力很重要，多亏了它，你才能学会说话和书写。计算、看表和逻辑思维也都归左脑管。左脑擅长逻辑。在古希腊语里，"逻辑"的意思就是"语言"或"词语"。

这该怎么解决？
这个东西是怎么用的？
这是为什么呢？
怎么会这样？
那是什么？
那是怎么回事？

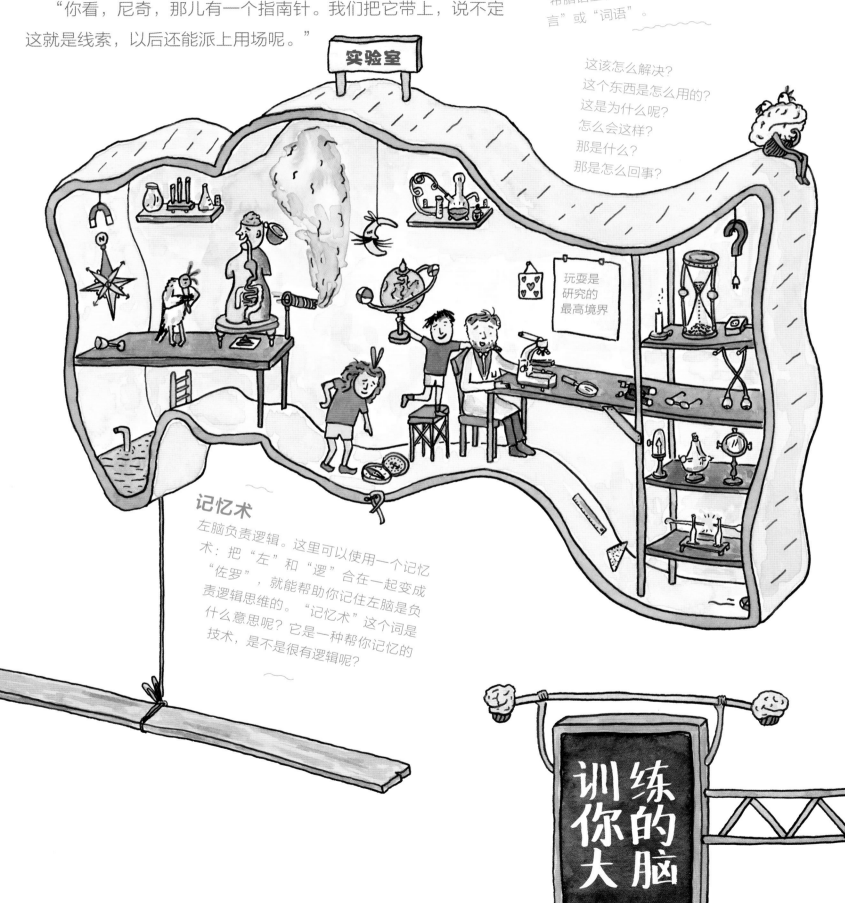

实验室

玩耍是研究的最高境界

记忆术

左脑负责逻辑。这里可以使用一个记忆术：把"左"和"逻"合在一起变成"佐罗"，就能帮助你记住左脑是负责逻辑思维的。"记忆术"这个词是什么意思呢？它是一种帮你记忆的技术，是不是很有逻辑呢？

训练你的大脑

深度研究

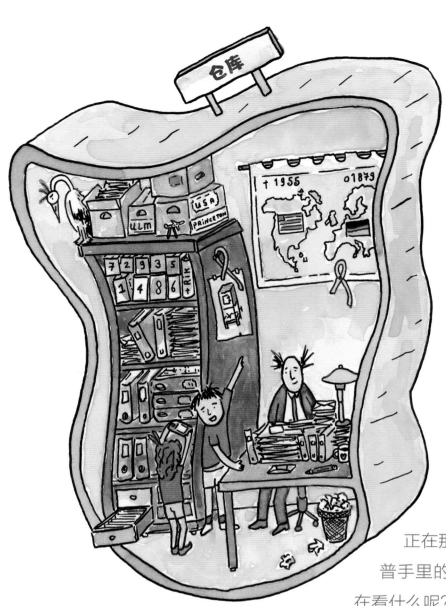

萨姆和尼奇走进仓库。"柜子侧面挂的那幅画画的是什么？托马斯舅舅。"尼奇问。

他们给那张画拍了一张照片。"还有，地图上的年份代表什么？"萨姆问。

可是，托马斯舅舅头也不抬。他正忙着整理一堆又一堆的文件，顾不上回答他们的问题。

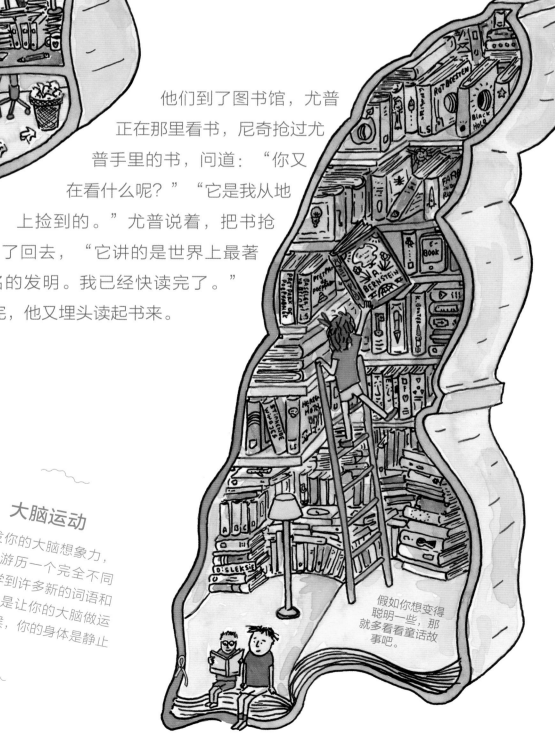

他们到了图书馆，尤普正在那里看书，尼奇抢过尤普手里的书，问道："你又在看什么呢？""它是我从地上捡到的。"尤普说着，把书抢了回去，"它讲的是世界上最著名的发明。我已经快读完了。"说完，他又埋头读起书来。

舞动的字母

你觉得阅读和书写很难吗？你是不是看见字母和词语在你眼前跳舞？如果是这样，你可能有读写障碍。这可麻烦了。不过，它也有好的一面，说明你一定在其他方面有过人的才能，例如画画或者计算。

大脑运动

书能激发你的大脑想象力，带你短暂地游历一个完全不同的世界。你能学到许多新的事物。读书就是让你的大脑做运动。每当你读书的时候，你的身体是静止的，大脑却是活跃的。

假如你想变得聪明一些，那就多看看童话故事吧。

大脑仓库

你在学校里学到了很多东西，其中很大一部分都被储藏在你的大脑仓库里。越是重要的东西，就越容易被你记住。随随便便就想记住一串数字可没那么容易！要是不信的话，你就试试看——**729351486**。

你会发现用不了几分钟，你就把它们忘得一干二净了。但是，你却记得住班上每一个小朋友的名字。因为你把它们存进了你的记忆里，即使过了很多年，你依然能够想起其中一些人的名字。

"快来，我们一起锻炼！"比比舅妈在运动阁楼上喊道，"训练你的大脑！"

尼奇翻了一个筋斗，跳进游泳池里。萨姆能一边蹦床，一边玩杂耍球。

这时，他们听见了琳舅妈的声音："萨姆、尼奇、法拉、法利，还有安娜！回到卧室睡觉去。现在就去！"

运动中的大脑

当你跳舞或者运动的时候，大脑也会跟着你一起锻炼。运动时从你的身体流向大脑的血液比平时更多，这样一来，就会不断产生新鲜、健康、强壮的脑细胞。运动得越多，你的大脑就越强壮。

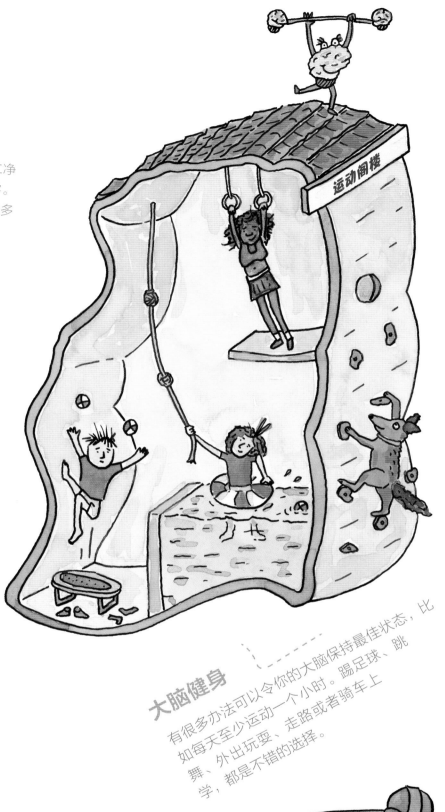

大脑健身

有很多办法可以令你的大脑保持最佳状态，比如每天至少运动一个小时。踢足球、跳舞、外出玩耍、走路或者骑车上学，都是不错的选择。

大脑、大脑动起来

假如你不断地尝试、发现和学习新的事物，你的大脑就会变得越来越强壮、越来越聪明。大脑是永不停歇的。如果能一边学习新东西一边运动，那就更好了。因为你同时用到了大脑的两个半球，记忆就变得更轻松、更长久。

哎哟喂，好疼！

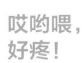

保护你的大脑

如果你的脑袋被磕到或者打到，大脑也许就会受到剧烈的冲击。所以，为了确保安全，当你骑自行车或者做有危险的运动的时候，应该在头上戴一顶头盔。小心碰头！

头脑风暴

大脑从来不睡觉

你的大脑时时刻刻都绷着一根弦。它随时随地都在工作，就连你睡觉的时候也不例外。它负责处理你一整天里学过、做过、经历过的一切。不只这样，它还会把所有你必须记住的事情都储存在你的记忆里。至于不需要记住的事情嘛，大脑就会把它们清理掉。你倒是可以安心休息了，可大脑依然很忙碌。你的大脑从来都没有空闲过，如果你想让它得到充分的休息，睡前两小时把屏幕关掉！

头脑里的风暴

头脑风暴的意思就是很多人聚集在一起，共同思考，找到解决问题的办法。只要大家齐心协力，一定很快就会有计划或者想法。

@迪耶姆：你们有什么发现？

@尼奇：我们发现了一个 指南针！我爸爸正在打印东西，不过，我没看清楚他打印的是什么。

@萨姆：我看见了！你瞧。

@尼奇：那是什么？

@鲁本：是一份家谱。

@尤普：什么谱？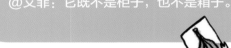

@萨姆：家谱，就是一张画着家庭成员关系的图。

@尼奇：我拍的那张照片一定也是一条线索。

@艾菲：它既不是柜子，也不是箱子。

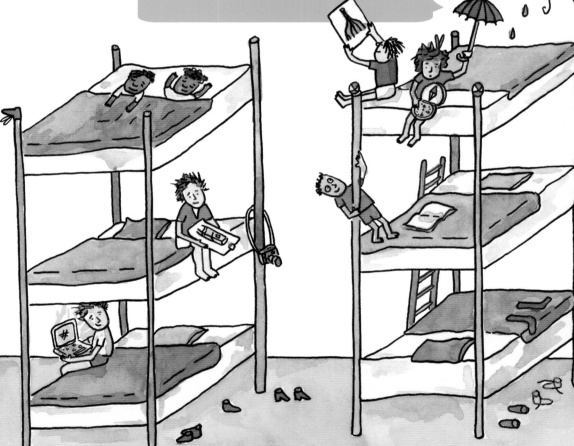

@尤普：是柜箱！

@萨姆：指南针、家谱和柜箱一定都和秘密有关系。

@迪耶姆：我们明天再继续探索。大家晚安！

@鲁本：我还要找一个东西。

@萨姆：

@尼奇：号外！号外！爸爸和妈妈去医院了。小宝宝要出生啦！

睡觉觉，摔一跤

你是不是偶尔会梦见自己从高处掉落或踩空？有些研究者说自己已经找到了原因。因为我们的祖先猴子是睡在树上的，它们睡觉的时候一定要很小心，避免自己从树上掉下来，所以有时候会被吓醒。幸好你可以安安全全地躺在床上！

多睡觉，变聪明

记住哦，你每天晚上都要睡满十个小时，你的大脑才有时间清理或者储存所有的东西。到了第二天，你又可以元气满满啦！

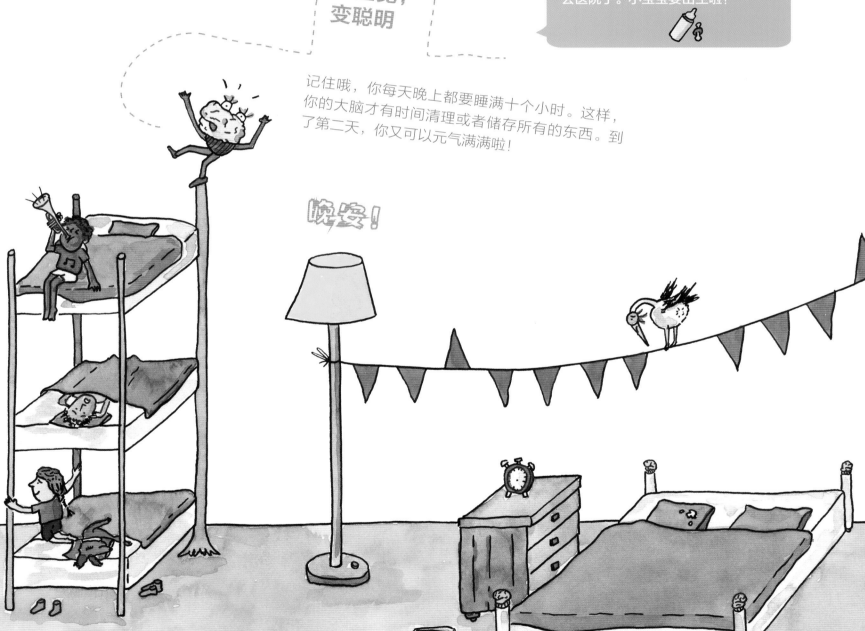

右脑

第二天早上，大家吃完了早饭。尼奇和萨姆蠢蠢欲动，想要回到大脑里去。

他们来到画室里，博尔特舅舅正在端详着一幅油画。油画上的老头顶着一头白花花、乱糟糟的头发。"真好看！"萨姆说，"他看上去很像外公呢。"他试图在他的素描本上临摹这幅肖像。不过，他很快就放弃了。"我画不好！"他泄气地说。**"失败是成功之母。"** 博尔特舅舅说，"多练习几次就好了。"

右脑＝创新

大脑的右侧半球是幻想和创造力的地盘。而且，右半球对音乐创作也很重要。

尝试是一门艺术！

想出、做出新东西总是能让人感到很激动。如果你想要变得富有创造力，那你就要鼓足勇气，勇敢尝试。即使失败了，也不要放弃，继续尝试——这是一门艺术！

敢于面对失败

失败了，只要不放弃，你的大脑就会获得更快的成长。失败对大脑有益处，假如你敢于挑战困难，就会学到更多的东西。失败并不仅仅是失败，它更是一个学习的机会。

小把戏

学习口诀表、侧手翻，还有演奏乐器……有些东西需要经常练习。幸好你的脑子特别喜欢重复，喜欢一次次玩同样的小把戏！

！小测验！ 你如何处理情绪？快翻到第40页去看一看。

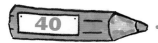

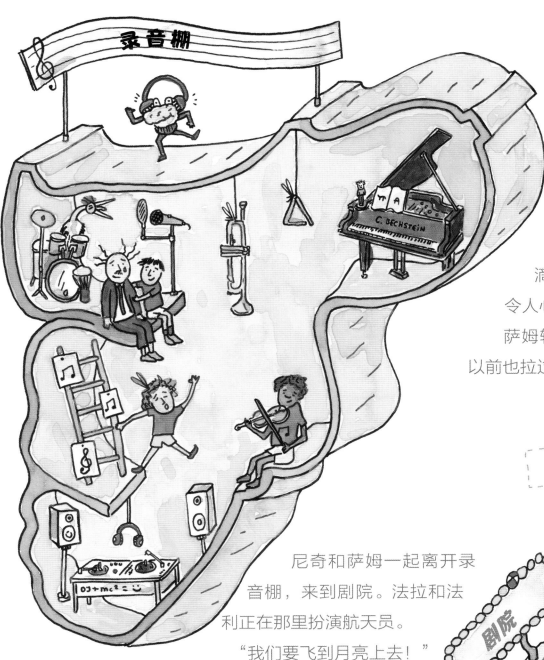

录音棚

录音棚里传来音乐声，尼奇和萨姆循着声音找去。

"啦啦——啦——啦啦啦——"

罗尼正在拉小提琴。外公坐在一旁，轻轻地哼唱，他的眼角挂着一滴晶莹的泪珠。他喃喃地说道："多么令人心醉的旋律。"

萨姆轻轻地握着外公的手说："外公，您以前也拉过小提琴，对吗？"

有了音乐，大脑更强健

演奏音乐对大脑很有益，因为你同一时间完成了四件事：看、听、演奏和记忆。这让你的大脑建立起强烈的联系。听音乐也有助于健康，它让你变得快乐、平静，或者让你兴奋起来。

尼奇和萨姆一起离开录音棚，来到剧院。法拉和法利正在那里扮演航天员。

"我们要飞到月亮上去！"法拉喊道。

"我们要穿越时空！"法利欢呼雀跃。

"快看，我们飞得比光还要快！"

萨姆陷入了深深的思考，比光还要快？这可能吗？

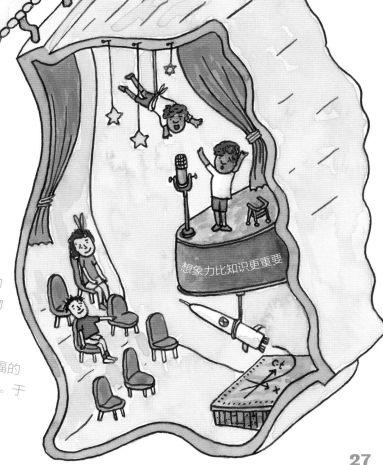

多巴……啥？

当你唱歌、做运动或者恋爱的时候，你的大脑就会释放一种物质，它的名字叫多巴胺（ān），它能让你心情愉悦。

当你学习新东西的时候，这种幸福的物质也会在你的大脑里翩翩起舞。于是，你就会感到非常快乐。

@尼奇：懂得多和想得到，哪个更重要？

@艾菲：既要小心推理，又要大胆想象。

@萨姆：这话琳舅妈早就说过了！

呼吸、冥想……

整个世界都安静了。

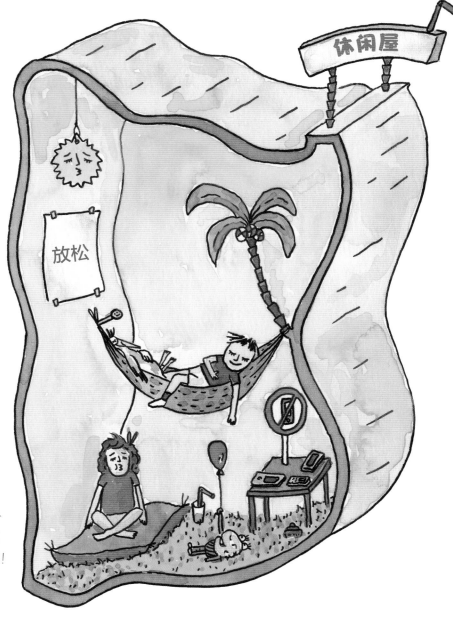

你大脑里的安静角落

你有时候是不是有点忙乱或者烦躁？
那就做做这个练习吧。

1. 坐直身体，闭上眼睛。
2. 想象自己在一个美丽、安静的地方，比如森林。
3. 你看见了什么？
   你听见了什么？
   你闻到了什么？
4. 缓缓地呼吸。
   坚持住，直到你内心的一切都安静下来为止。
5. 每当你的大脑或者身体感到焦虑时，就到这个安静的角落去。无论你身在什么地方，都可以这么做。这个安静的角落随时随地都守候着你！

充分休息

结束了一天的学业，你的大脑装得满满当当的。思考和学习会让它感到疲倦。为了你，大脑可是工作得很辛苦呢，更别提你上完学还抱着你的平板电脑或者手机玩了。你的大脑需要好好地休息。所以，你要时不时地按下大脑里的暂停键，放空一会儿！

给大脑供氧

深呼吸对大脑有好处。新鲜的氧气可以通过深呼吸进入你的身体，包括大脑。每天都要做几次这个练习哦。

1. 放松地坐好或者躺好，闭上眼睛。
2. 把手放在肚子上。
3. 注意你的呼吸。用鼻子深吸一口气，感觉肚子就像气球一样鼓了起来。屏住呼吸。
4. 用嘴呼气。
   肚子像气球渐渐地放气，咝——
5. 把上面的动作连续重复几遍。你有没有发现，这样的呼吸让你自然而然地平静下来了？这对你的大脑很好！

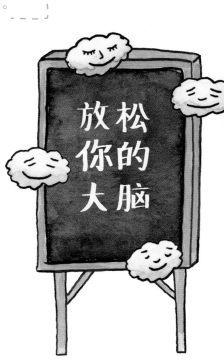

放松
你的
大脑

在大脑里幻想和虚构故事能让你的生活变得更加丰富、有趣，比如把自己想象成另外一个人。想想看，假如你是一位著名的歌手、球星或者平面模特，你该怎么走路？你该怎么说话？你该有什么眼神？你该做什么造型？在你极具想象力的大脑里，一切皆有可能。

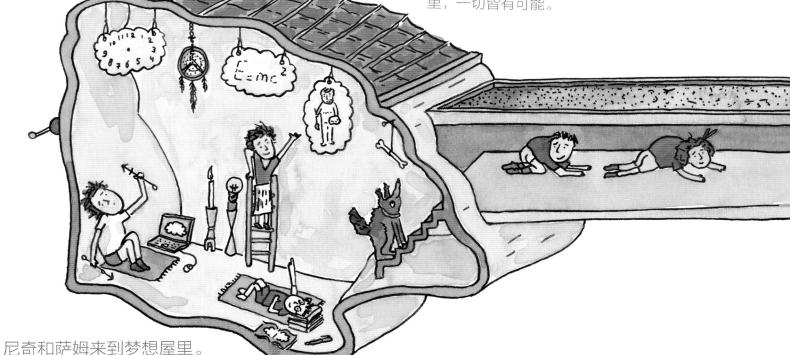

梦想屋

尼奇和萨姆来到梦想屋里。

"想想看，"尤普说，"假如我们家出了一位世界著名的发明家，或者我自己创造了一个发明。"

"或者我造出了一台真正的时光机。"鲁本说。

"然后，我成了一位知名的艺术家！"艾菲大声喊道。

萨姆轻轻地推了推尼奇。"你看，那儿有楼梯。"他小声地说。

尼奇两眼放光。

谁也没有发现，他们偷偷地沿着楼梯爬了上去。

敢 于 做 梦

尽管脑袋不大，可是它却容纳了许许多多的梦想。无论你的梦想是什么，你都要敢于做梦。

你的梦想是有可能实现的，怎么实现呢？那就要给你的梦想做一个计划，要实现这个梦想：

• 你需要学些什么？
• 你需要做些什么？
• 你需要做出什么样的努力？
• 你需要寻求谁的帮助？
• 你该什么时候开始行动？

⟹ 今天就迈出第一步吧！

@鲁本：我有一个消息要告诉你们。

@迪耶姆：快兑兑。

@鲁本：应该是"快说说"。

@迪耶姆：知道了、知道了，我有读写障碍嘛。快点儿，快告诉我们嘛！

@鲁本：我发现，我们的祖先来自德国！

@尤普：我想起来在哪儿见过那个柜箱了，就在我看的那本书里！

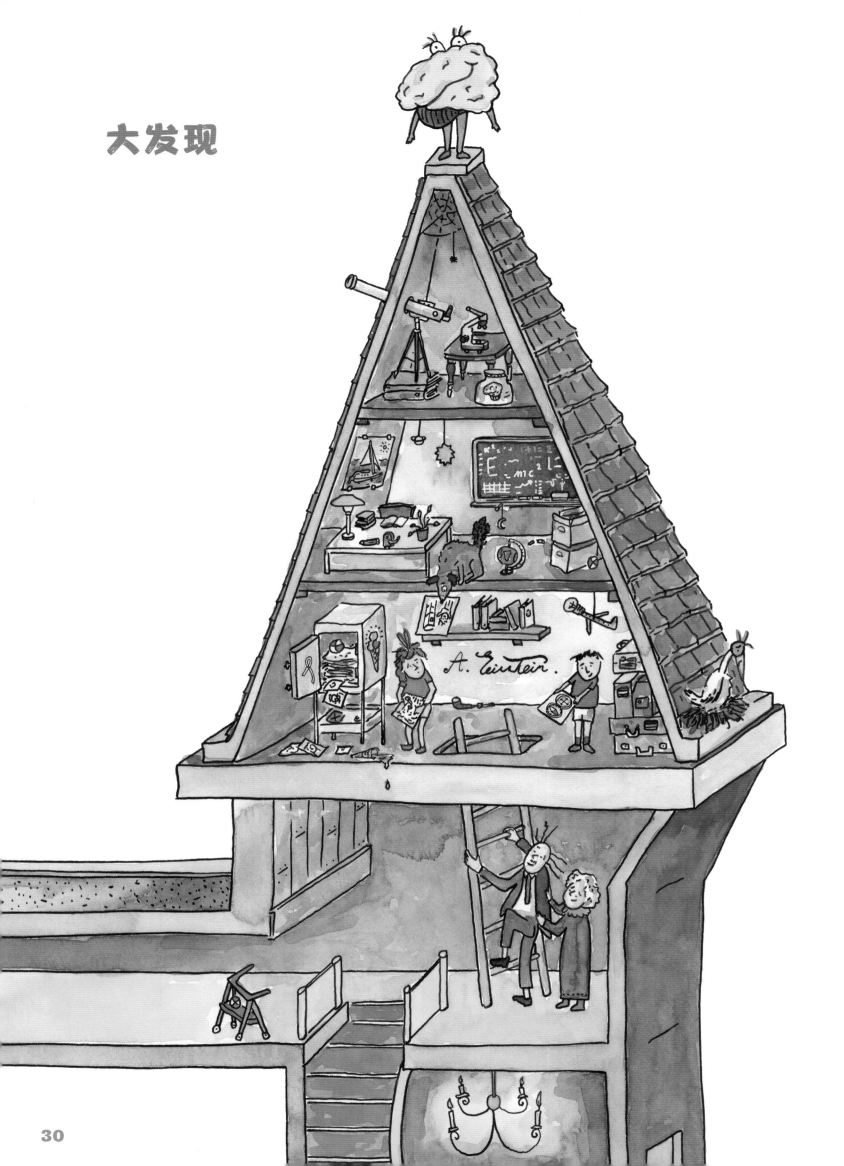

不一会儿，尼奇和萨姆来到了顶楼的尖塔里。

"这就是那个柜箱！"萨姆惊讶地喊了起来，"你还记得仓库里那幅画吗？"

尼奇径直走到柜箱跟前。她推了几下，柜箱的门咔嚓一声打开了，掉出一些陈旧的纸和发黄的相片。她弯下腰，捡起那堆东西。"萨姆，快来看啊！"她惊讶地说，"这些照片上全是那个长得特别像外公的人！他到底是什么人？"

萨姆拿起另一张照片说："在这张照片上他正拿着指南针！"

皮皮一口咬住一张剪报。

"怎么了，皮皮？"尼奇说，"松开！"她拿起那张剪报。"你看！"她说，"他站在这个柜箱前拍了一张照片，还登上了报纸！"

@尼奇：爸爸打电话来了，宝宝出生了。

@鲁本：我也有一条突发新闻！我找到头绪了。你们绝对不会相信的！

过了一会儿，尼奇冲着楼下喊道："**大家快来看看我们发现的东西！**"

斯坦家的人一个接一个地爬上楼来。

萨姆给大家看了照片。

"没错，我想起来了！"外公高兴地说，"这是我的外公。我的爱称是斯坦，对吧？博尔特。"

尼奇不太明白，她说："我们的爱称都是斯坦啊。"

"好极了！你们找到了所有的线索。"博尔特舅舅满意地说道。

"可是，秘密到底是什么呢？"萨姆问。

"是这样的……"博尔特舅舅娓娓道来，"以前，你们外公的外公每年都会来这家旅馆住些日子。你们知道这有什么特别的吗？……"

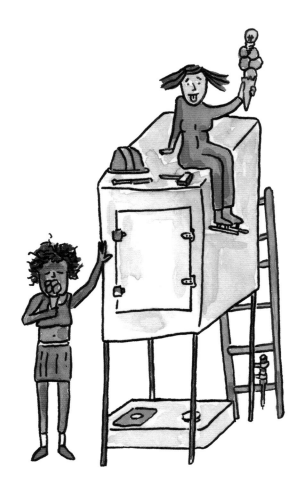

一起变聪明

几个小时后……

听完博尔特舅舅说的话，萨姆和尼奇简直不能相信自己的耳朵。

"这么说来，**外公的外公是一位举世闻名的人物？**"尼奇问。

"他发明了电冰箱，"萨姆说，"还有好多别的东西。"

"你们想知道我的发现吗？"鲁本喊道，"他还获得了科学家的最高荣誉！"

这时，门被推开了，尼奇的爸爸和妈妈抱着宝宝走了进来。尼奇、迪耶姆和尤普赶忙迎上前去。

"你们多了一个小弟弟！"尼奇的爸爸说，"我们给他起了一个名字，叫……"他神秘兮兮地看着孩子们说："他的名字和外公的外公一样。你们知道是什么吗？"

"知道！我们所有人一起发现的，就在刚才。"迪耶姆说，"是……"

外公弯下腰，看着宝宝，骄傲地说："是阿尔伯特·爱因斯坦。"

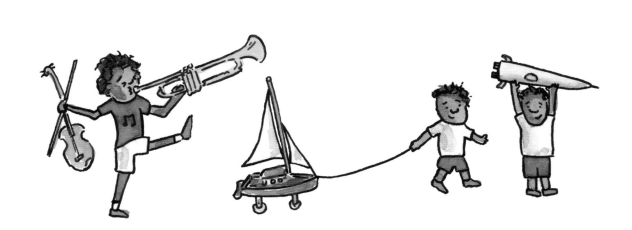

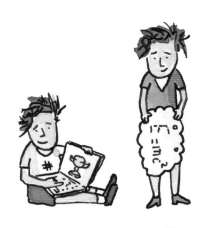

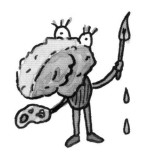

蓝蓝的大脑和粉粉的大脑

男孩和女孩的大脑几乎没有任何区别，它们具备各种各样的才能：既能跳舞，也能踢足球；既能算算术，又能学语言。知道这件事你是不是很高兴？

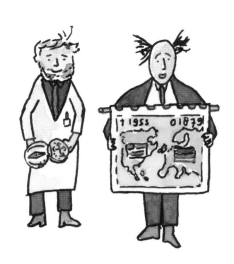

！小测验！

你是如何使用大脑的？

快翻到第42页去看一看。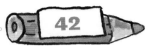

两个好朋友

大脑的两个半球就像两个好朋友，谁也离不开谁。当它们合在一起的时候，它们就会变得更厉害。只有同时拥有它们，你才能思考、说话和解决问题。

杂耍球要从小练？

练习杂耍球时，大脑的各个部位都能得到锻炼。无论对年轻人还是老年人，它都是有好处的，因为你要同时兼顾好几件事：抛、看、接。你的左手、右手和眼睛必须协调配合。你说你没有杂耍球？用橘子也可以哦！

成长的大脑

小宝宝的大脑远远没有发育成熟，他们还要学习各种各样的东西呢，比如思考、走路、说话……好辛苦啊！所以，小宝宝们要睡很长时间的觉。只有这样，他们的大脑才能快快成长。

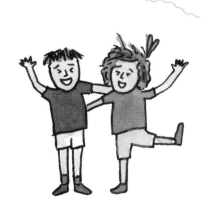

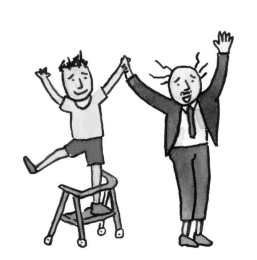

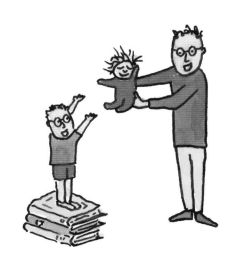

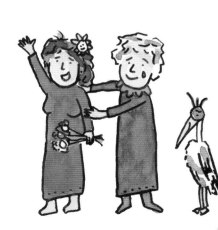

特大新闻

这条新闻传遍了全世界。"笑一个！"摄影师大声地说。

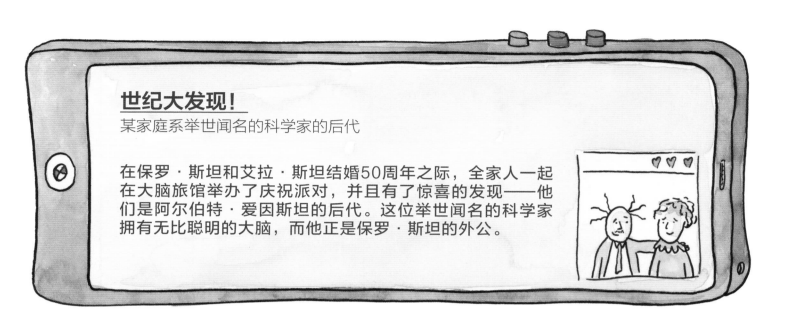

世纪大发现！
某家庭系举世闻名的科学家的后代

在保罗·斯坦和艾拉·斯坦结婚50周年之际，全家人一起在大脑旅馆举办了庆祝派对，并且有了惊喜的发现——他们是阿尔伯特·爱因斯坦的后代。这位举世闻名的科学家拥有无比聪明的大脑，而他正是保罗·斯坦的外公。

被遗忘的女儿

保罗·斯坦的外孙女尼奇说："我们的姨妈和舅舅们想要在派对上为外公和外婆献上一份特别的礼物。他们把家谱翻了个遍，最后发现我们和阿尔伯特·爱因斯坦有着血缘关系。"她的表弟萨姆补充说："他是我们外公的外公！这太让人难以置信了！"

保罗·斯坦的儿子博尔特对此做出了解释："事情是这样的，阿尔伯特·爱因斯坦和他的女朋友生了一个女儿，她的名字叫丽瑟尔。他们没法照顾丽瑟尔，于是，她就被送给别人收养了。但谁也不知道她被什么人收养了，慢慢地，她就被遗忘了。后来，丽瑟尔·爱因斯坦生了一个儿子——保罗，他继承了母亲的姓氏。可是，他的出生证明上出现了一处错误。负责登记姓名的工作人员把他的名字听成了'爱称斯坦'。这么一来，我们的父亲不再叫'爱因斯坦'，而变成了'斯坦'。"

解开谜团

"我们共同努力，发挥我们的聪明才智，最终解开了这个谜团。我们也是不久之前才得知，阿尔伯特·爱因斯坦在世时，每年都会在这栋大房子里住上整整一个月。它由我的奶奶丽瑟尔继承。如今，我们终于知道它是从谁那儿继承来的了！现在，它变成了一家旅馆。简直没有任何事情比这更美好了。这是我们家庭聚会的专用场地。"博尔特·斯坦说。

保罗的女儿玛雅说："在这栋房子被改建成旅馆的时候，我们发现了不少爱因斯坦遗留下来的东西，其中包括这台冰箱和他的指南针。"

萨姆说："我们还在一面墙上发现了他的签名！"

家庭聚会终于可以拉开序幕啦，试问谁不希望有一位世界闻名的祖先呢？

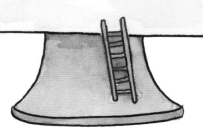

阿尔伯特·爱因斯坦1879年出生于德国，1955年在美国去世。

你知道吗？爱因斯坦……

……受到指南针的启发。

……擅长航海。

……从来不穿袜子。

……会拉小提琴，也会弹钢琴。

……经常听音乐。

……读过很多很多书。

……十分热爱大自然。

……很喜欢开玩笑。

……为世界和平做出了巨大贡献。

……获得过诺贝尔物理学奖。

爱因斯坦有强烈的好奇心，对一切都感兴趣。
正是因为他如此看待世界，他发明了许多与光、重力和能量相关的重要理论。他发现，没有任何东西的速度能超过光速。多亏了爱因斯坦，我们才可以拍摄数码照片、观看高清电视，就连牙膏也是因为他的科学发现才变得更好用了，不会从牙刷上掉落下来。

尼奇和萨姆在尖塔的墙上发现了阿尔伯特·爱因斯坦的签名。

！小测验！
你身上有哪些才能？快翻到第44页去看一看。
44

@尼奇：难怪我的头发会是这个样子！

@萨姆：你是不是想说，要是你的发型好看一点儿就好了？

@尼奇：你还是自己照照镜子吧！

爱因斯坦的大脑

爱因斯坦死后，人们对他的大脑进行了研究。
它比大多数人的大脑都小。不过，爱因斯坦的胼胝体特别粗，因此，他大脑的左右半球能更好地合作。另外，他的前额叶皮质特别大，因此，他能很好地思考和解决问题。
会不会是他常常训练大脑的缘故呢？你怎么看？

新款！

这台冰箱也是阿尔伯特·爱因斯坦的发明之一，它是用煤气驱动的。在那个年代，这可是人们闻所未闻的东西。

家庭聚会

"我们的树屋漂亮极了，是不是？"尼奇说。

萨姆骄傲地点点头说："这都是大家通力合作的功劳。"

"我们的想象力可真丰富啊！"尼奇说。

萨姆捂着嘴笑着说："这会是从谁那儿遗传来的呢？"

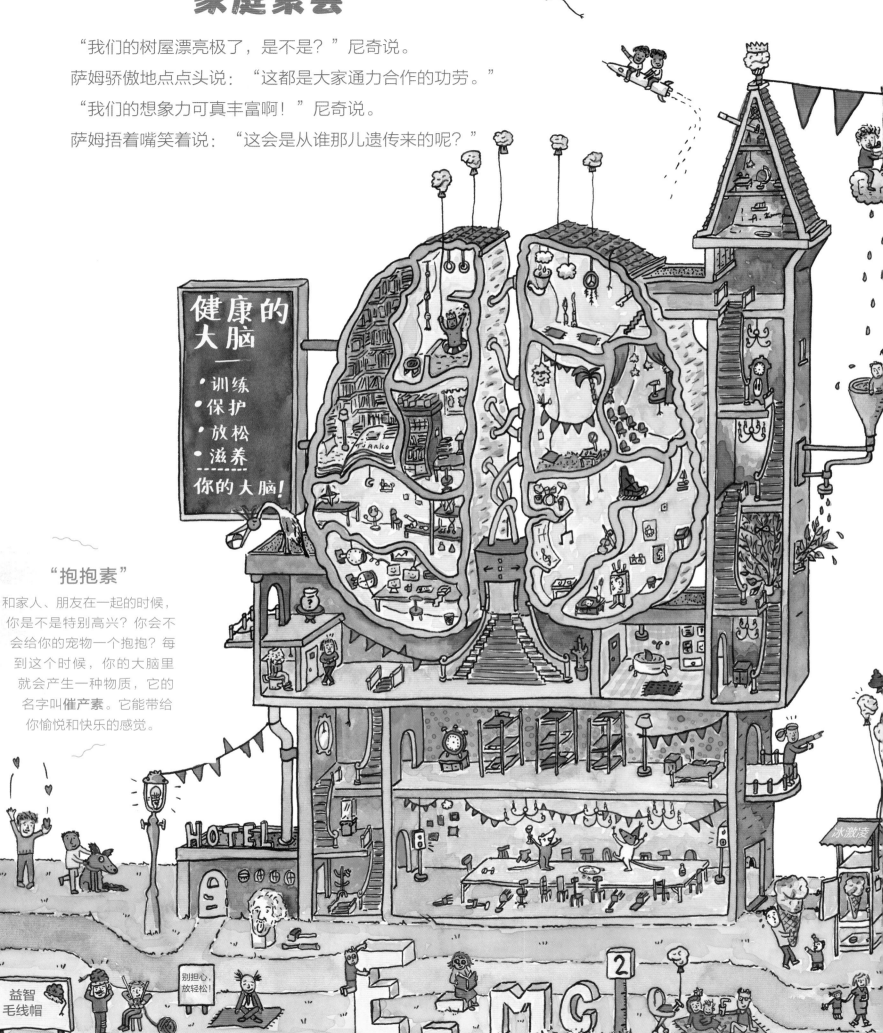

健康的
大脑
——
• 训练
• 保护
• 放松
• 滋养
——
你的大脑！

"抱抱素"

和家人、朋友在一起的时候，你是不是特别高兴？你会不会给你的宠物一个抱抱？每到这个时候，你的大脑里就会产生一种物质，它的名字叫催产素。它能带给你愉悦和快乐的感觉。

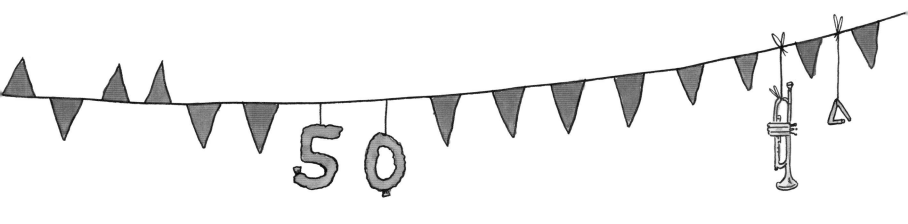

绿色维生素

大脑最喜欢新鲜空气。所以，离开座椅，带着你的大脑，去寻找绿色维生素吧。到户外去做做体育运动，玩个痛快吧！

为你的大脑加油

大脑里最多的成分是水。有了水，它才能有效地运转。对你的大脑来说，水是有益处的。所以，记得每天都要喝几大杯水哦，这相当于为你身体里的这台超级机器加油！

@尼奇：世界上最强大的力量是什么？

@萨姆：是想象力！

吃得健康 = 大脑健康

当你吃饭的时候，你不仅填满了你的胃，也喂饱了你的大脑。想要让大脑好好工作，就必须给它提供燃料。乖乖吃饭能为大脑带来能量，尤其要多吃对大脑有好处的健康食品，比如坚果、蔬菜和水果。核桃和西兰花的形状长得很像大脑。

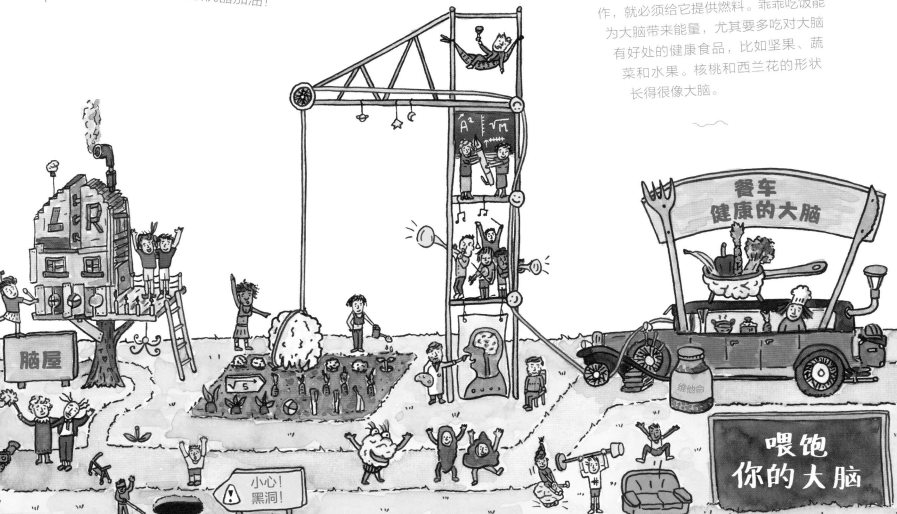

喂饱你的大脑

测一测你的才能！

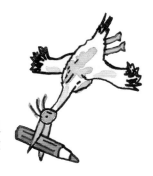

小测验1

你是行动派还是思考派？

你的大脑决定了你属于行动派还是思考派。做做这个小测验，选择适合你的选项。

○ 我通常会等一等再采取行动。

○ 我回答问题之前会进行深入地思考。

○ 我听的比说的多。

○ 我需要安静的环境。

○ 我喜欢专注地做一件事情。

○ 我常常自言自语。

○ 我习惯隐藏自己的情绪。

○ 我需要足够的时间完成一件事情。

○ 我巴不得立刻采取行动。

○ 我通常会在第一时间回答问题。

○ 我说的比听的多。

○ 我喜欢周围热热闹闹的。

○ 我常常同时做好几件事。

○ 我常常把心里想的话脱口而出。

○ 我的情绪全都表现在脸上。

○ 我通常能迅速完成任务。

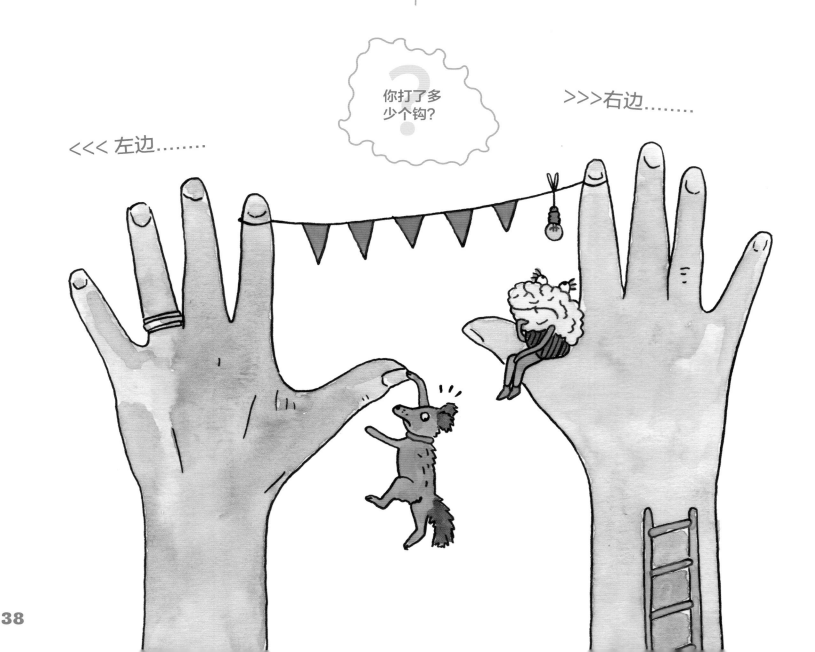

你打了多少个钩？

<<< 左边........

>>>右边........

思考派

你总是通过思考学习？你喜欢安静，还喜欢制订清晰的计划？很棒，你是一个值得信赖的人。但思考派也会给自己制造麻烦，他们不会轻易向别人求助，有的时候，把过多的时间浪费在思考和忧虑上。

给思考派的小建议：抛开你脑袋里的假想敌，试试鼓起勇气，大胆去做。

哪边的钩更多？

行动派

你喜欢通过行动学习？你一遇到事情就不假思索地冲上去？太好了！你的生活充满了刺激和乐趣。不过，你也要小心哦。有时候，行动派也会因为缺乏耐心、速度太快而把事情搞砸。

给行动派的小建议：采取行动之前先好好想一想。

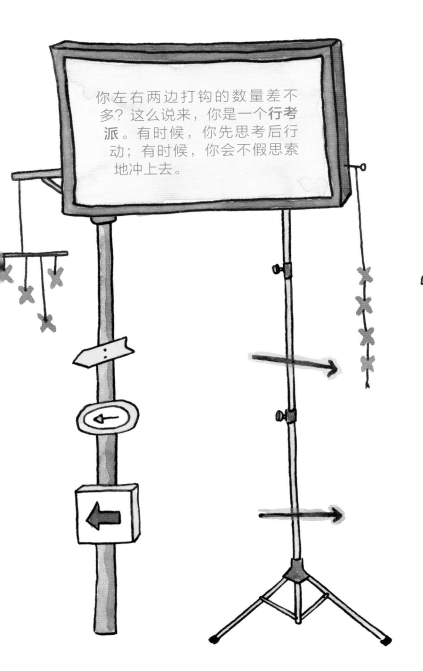

你左右两边打钩的数量差不多？这么说来，你是一个**行考派**。有时候，你先思考后行动；有时候，你会不假思索地冲上去。

思考和
行动的平衡

如果你总是不思考就立即行动，那可不是什么好事；可是如果你思考得太久，迟迟不采取行动，那么你也会一事无成。思考和行动同样重要。所以，你应该掌握好思考和行动之间的平衡。

小测验2 你如何处理情绪？

你能和自己成为好朋友吗？
你的情商怎么样？
这一点和语文、算术一样重要。

来做做这个小测验吧！

	一般来说是的	一般来说不是	
1.	⬜	⬜	我觉得自己很放松。
2.	⬜	⬜	当我遇到不顺心的事情时，我会说出来。
3.	⬜	⬜	我知道自己想要什么。
4.	⬜	⬜	我对自己的评价很正面。
5.	⬜	⬜	我觉得我的人生很幸运。
6.	⬜	⬜	每当我做成一件事的时候，我会感到自豪。
7.	⬜	⬜	必要的时候，我会为自己争取。
8.	⬜	⬜	我感到满足而高兴。
9.	⬜	⬜	我喜欢帮助别人。
10.	⬜	⬜	我相信自己有能力学习新的东西。

你选了多少个"**一般来说是的**"？

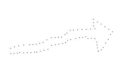

0～5个
好极了！你可以管理自己的情绪，
再接再厉吧！

6～10个
你很厉害，继续努力哦！
你一定会获得更大的成就！

你是不是在某几道题目上选择了"一般来说不是"？尝试调节自己的情绪，你一定会越来越好的。

成为自己大脑的主人

你是不是偶尔感到不确定或者害怕？
看起来，这些情绪轻而易举就能把你打倒。其实，事实并不是这样的。
你的想法决定了你的感受！

你有两种想法：

✓ 能够为你带来帮助的想法。

✓ 不能为你带来帮助的想法。

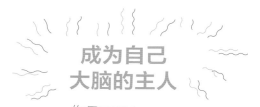

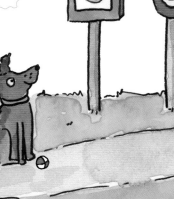

好消息：

你才是自己大脑的主人。假如你的大脑是一辆公共汽车，那么驾驶员是谁呢？就是你自己！如果你能把你的负面情绪引上正轨，那就是给大脑帮了大忙了。这样一来，你也可以顺利摆脱不好的想法。

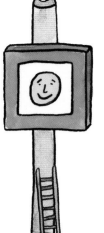

要尽量去想：

1. 我来试试。
2. 我可以学。
3. 我可以从错误中学到很多东西。
4. 我很好。
5. 这真有意思，我要坚持下去。

尽量不要想：

1. 这太难了。
2. 反正我怎么都搞不定。
3. 绝对不能犯错。
4. 谁都比我好。
5. 这真无聊，我不想做了。

**给你的大脑
挠痒痒**

你的大脑特别喜欢幽默。
笑话就是在给大脑挠痒痒，
它们会让你感到轻松和快乐。
如果你感到沮丧或者生气，
逗逗你的大脑，让你的心情变得舒畅！

试一试：

做出生气的样子 > 你就会生气

做出高兴的样子 > 你就会高兴

只要笑一笑，你的心情立刻就会好起来！

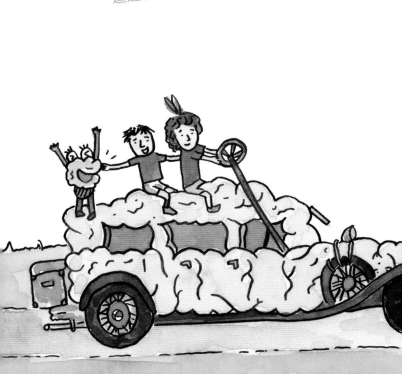

小测验3

你是如何使用大脑的？

来做做这个小测验吧！

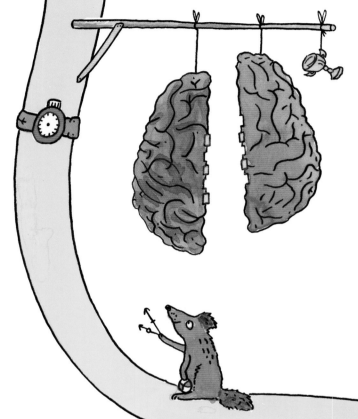

你的大脑被分成两部分——左脑和右脑。通常来说，它们总是一个强一个弱。你是左脑强还是右脑强？又或者两边都很强？

左脑

⬭ 我特别注意细微的事物。

⬭ 我喜欢有条有理，一切都井井有条。

⬭ 我很守时。

⬭ 我关注事实，希望一切正确。

⬭ 我总是运用逻辑思维思考。

⬭ 我通常会把所有需要的东西都带在身边。

⬭ 我能一心一意、全神贯注地听讲。

⬭ 我很喜欢刨根问底。

⬭ 我用语言思考。

⬭ 我通过仔细听讲理解事物。

大脑健身

多多练习，让你大脑的左右半球更好地合作。你是一个左撇子还是右撇子？试试换一只手，刺激一下你的大脑。你可以花一整天的时间，用相反的一只手完成所有的事情，比如你平时习惯用右手开门，那就换成用左手来开，或者试试换一只手接电话，让你的大脑动起来。一开始，你会觉得不适应，不过，这对你的大脑可是非常有好处的哦！

← 左脑

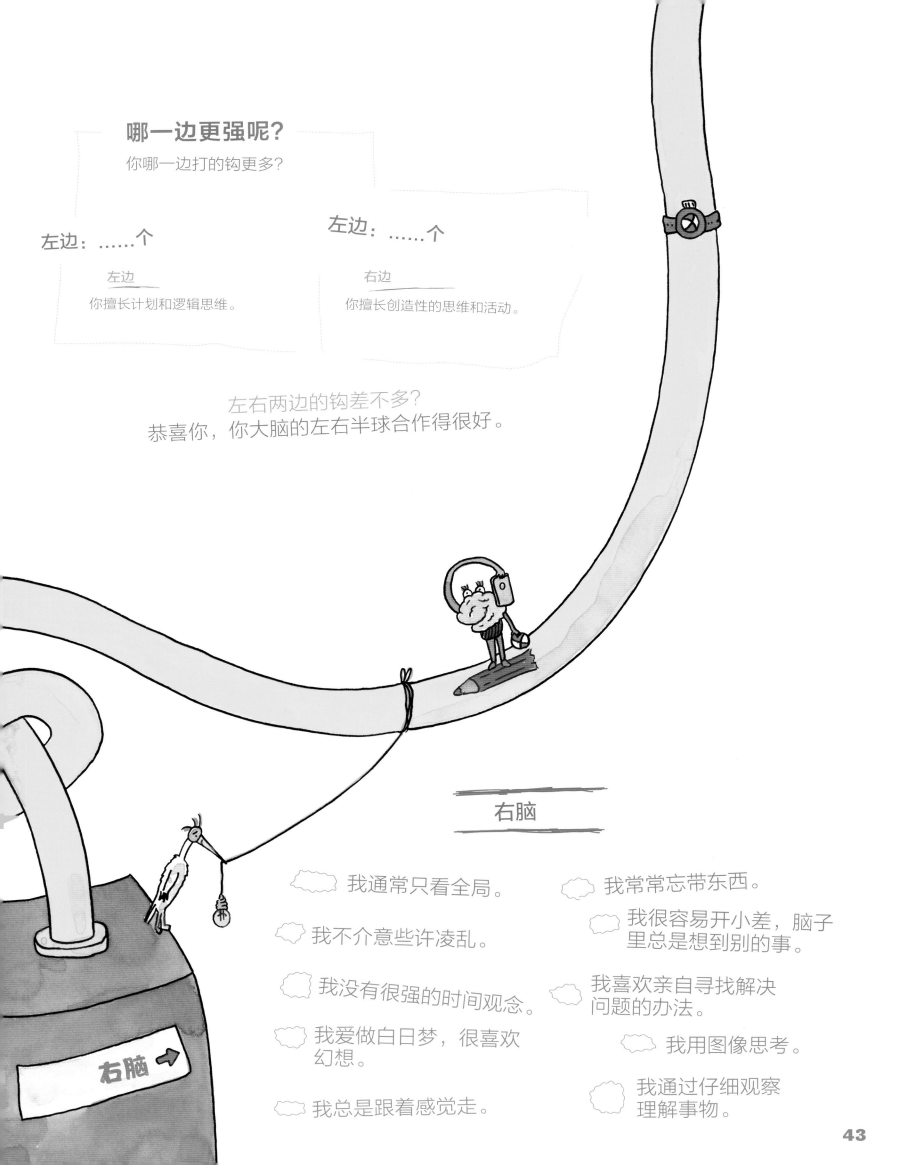

哪一边更强呢？

你哪一边打的钩更多？

左边：......个

左边

你擅长计划和逻辑思维。

左边：......个

右边

你擅长创造性的思维和活动。

左右两边的钩差不多？
恭喜你，你大脑的左右半球合作得很好。

右脑

右脑 →

我通常只看全局。

我不介意些许凌乱。

我没有很强的时间观念。

我爱做白日梦，很喜欢幻想。

我总是跟着感觉走。

我常常忘带东西。

我很容易开小差，脑子里总是想到别的事。

我喜欢亲自寻找解决问题的办法。

我用图像思考。

我通过仔细观察理解事物。

小测验4 发掘你的才能!

每个人都有自己的特长。也许你是拥有许多才艺的小能手,也许你是擅长个别才艺的大行家。快来看看你是哪方面的达人吧!

在符合你的选项前打钩。
你是一个:

心灵手巧的行动派
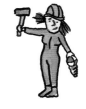
- ☐ 我很喜欢忙忙碌碌。
- ☐ 我喜欢做手工。
- ☐ 我的手特别灵巧。

好奇的研究人员
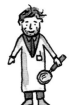
- ☐ 我喜欢尝试新事物。
- ☐ 我的思想很深刻。
- ☐ 我喜欢不断发掘新的事物。

无拘无束的梦想家
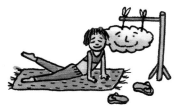
- ☐ 我一个人待着也很开心。
- ☐ 我擅长处理自己的情绪。
- ☐ 我常常感到满足、安宁和高兴。

金牌规划师
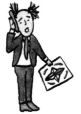
- ☐ 我喜欢有条理,凡事力求精确。
- ☐ 我善于规划,也喜欢管理。
- ☐ 我擅长看地图和找路。

运动小子
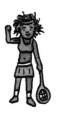
- ☐ 我喜欢户外运动。
- ☐ 我热爱体育运动和跳舞。
- ☐ 我觉得运动比算术有趣多了。

古灵精怪
- ☐ 我总是有很多计划。
- ☐ 我敢于冒险。
- ☐ 我轻而易举就能鼓动别人。

社交达人
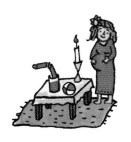
- ☐ 我喜欢照顾别人。
- ☐ 我喜欢周围热热闹闹的。
- ☐ 我喜欢良好的氛围。

行走的计算器
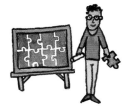
- ☐ 我喜欢游走在数字之间。
- ☐ 我超级喜欢益智游戏和智力测验。
- ☐ 我能快速解答很难的计算题。

数码小子

- ☐ 我很擅长操作计算机和手机。
- ☐ 我无论看到什么都得上网搜一搜。
- ☐ 我总能迅速学会使用数码产品。

团队干将
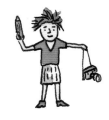
- ☐ 我喜欢团队合作。
- ☐ 我乐于帮助别人。
- ☐ 我很容易交到朋友。

创造天才
- ☐ 我热爱画画和手工。
- ☐ 我总会想出一些新点子。
- ☐ 我几乎看见什么就能做出什么。

音乐达人
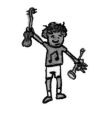
- ☐ 我喜欢音乐。
- ☐ 我喜欢演奏乐器。
- ☐ 我能轻松记住音乐和歌曲。

自然之友
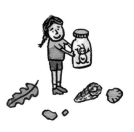
- ☐ 我喜欢小动物。
- ☐ 我对大自然有很多了解。
- ☐ 我常常收集小石子、贝壳或者树叶。

小演员

☐ 我的想象力很丰富，也很喜欢表演话剧。

☐ 我轻而易举就能把大家逗笑。

☐ 我喜欢在公共场合演出。

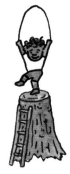

大忙人

☐ 我总是忙忙碌碌。

☐ 我精力充沛。

☐ 我非常喜欢玩闹、攀爬和户外玩耍。

语言艺术家

☐ 我常常玩字谜游戏。

☐ 我喜欢看书。

☐ 我会写小故事、诗歌或者歌词。

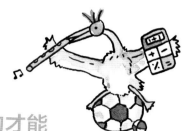

发掘你的才能

你不知道自己有什么样的才能？没关系！多多尝试新鲜事物。你也可以问问别人，他们会在什么情况下找你帮忙。通过这样的方式，你也许能发掘自己所擅长的方面，同时还能发现自己的兴趣爱好。要知道，凡是让你感到愉快的事情，你就能做得更多、更好。了解自己的长处总是好的，这样你就能好好发挥自己的特长啦。

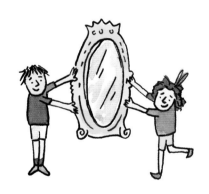

我擅长做的事情有：

1. ....

2. ....

3. ....

我希望提高的方面有：

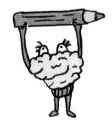

1. ....

2. ....

3. ....

天赋+训练=棒极了！

你的大脑决定了你有没有体育、数学、音乐或者其他方面的天赋，但光有天赋是不够的。如果你想要真正擅长做某件事情，那就必须经过许多次的练习。这样，你就能为你的大脑建立起更多新的联系，你也会更加精通你原本就已经擅长的事情。坚持的精神是必不可少的。假如你脑袋里的小人告诉你："我做不到。"你可千万不要理他。你一定要告诉自己："我只是暂时还做不到而已。"

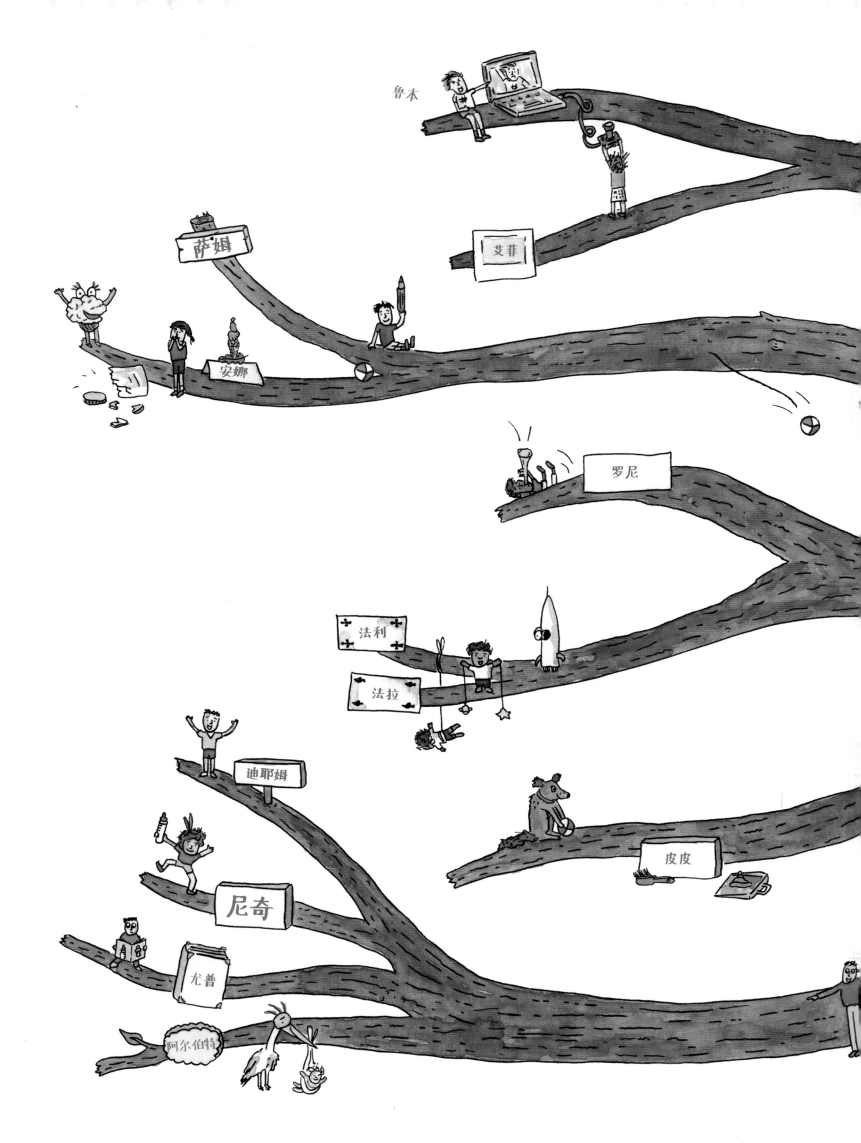